Monika Hoffmann-Kunz

Es hätte auch alles viel schlimmer kommen können

Monika Hoffmann-Kunz

Es hätte auch alles viel schlimmer kommen können

Meine lebenslange Suche nach Vorbildern

Bibliografische Information der Deutschen Nationalbibliothek
Die Deutsche Nationalbibliothek verzeichnet diese Publikation in der Deutschen Nationalbibliografie; detaillierte bibliografische Daten sind im Internet über http://dnb.d-nb.de abrufbar.

Monika Hoffmann-Kunz
Es hätte auch alles viel schlimmer kommen können
Meine lebenslange Suche nach Vorbildern

Lektorat: Susanne Schwartz, „Text & Gestalt" Berlin

Bildnachweis:
Die Fotos im Inhalt stammen aus dem Privatbesitz der Autorin.
Titelfoto: „Stehauffrau" – Fotostudio Christiane Trabert, Berlin

Berlin: Pro BUSINESS 2015

ISBN 978-3-86386-894-9

1. Auflage 2015

Schwedenstraße 14, 13357 Berlin

Produktion und Herstellung: Pro BUSINESS GmbH
Gedruckt auf alterungsbeständigem Papier
Printed in Germany
www.book-on-demand.de

Inhalt

Vorwort

Heute, mit 72 Jahren, beschäftigt mich meine turbulente Berufslaufbahn mit vier Berufen: Erzieherin, Psychotherapeutin, Dozentin, Autorin.

Durch meinen beruflichen Lebensrückblick versuche ich Kontakt herzustellen zu Vergessenem, Verlorenem und Mitteilungswertem, um heute, in der Gegenwart, größere Zufriedenheit zu erreichen.

So bekommt für mich – und vielleicht auch für andere – mein gelebtes Leben einen Sinn und eine Bedeutung.
Mir ist bewusst, dass ich aus der Perspektive und dem Wissen von heute schreibe. Ich tauche noch einmal ein in meine sehr spezielle Lerngeschichte mit den zahlreichen Frustrationen, Anregungen durch andere Menschen und der lebenslangen Suche nach Vorbildern.
Die Gegenüberstellung meiner Kindheitsfotos aus der Nachkriegszeit mit Kinderfotos aus West-Berliner Zeiten vertiefen das Geschriebene. Es entstehen viele Fragen wie:

* Was war Kindheit in der Kriegs- und Nachkriegszeit?
* Was ist Kindheit heute?
* Was war Jugend in den Fünfziger- und Sechzigerjahren?
* Welche Einflüsse sind prägend/bildend für die individuelle Entwicklung?
* Was ist Identität? Was ist Individualität?

* Brauchen Kinder eine kollektive Erziehung?
* Wo gibt es Vorbilder?
* Und, und, und …

Hierzu sind viele kompetente Bücher erschienen, und jede Generation, jeder Zeitgeist wird auf diese Fragen eigene Antworten finden müssen.
Trotz alledem: Nicht jeder Erziehende muss das Rad neu erfinden, denn es gibt bereits viele nachahmenswerte Gedanken, Konzepte und interessante Biografien.

Es ist der Schreibende selbst, der durch die Selbstvergewisserung die meisten Erkenntnisse gewinnt und sie zugleich schreibend an seine Leser weitergibt.

Teil I

Die Frau, die auszog, ihren Mann zu erlösen

Ein deutsches Frauenmärchen

Es war einmal eine wundersame Geschichte, und davon will ich euch heute berichten. Wahr muss die Geschichte sein, sonst könnte man sie doch nicht erzählen. Sie hat sich also so zugetragen.

Berg und Tal begegnen sich nicht, wohl aber die Menschenkinder. Und so geschah es eines fernen Tages, dass ein Mann und eine Frau auf einer Wanderschaft zusammenkamen. Der Mann war ein kleiner, fröhlicher Geselle und immer guter Dinge. Die Frau war eher trübsinnig, da sie schon als ganz kleines Mädchen durch ein großes Unglück ihren Vater verloren hatte. Aber sie fanden Gefallen aneinander und beschlossen, gemeinsam durchs Leben zu wandern. So zogen sie ruhelos von einer Stadt zur anderen, da sich der Mann bei verschiedenen Arbeiten verdingen musste. Und in jeder neuen Stadt gebar die Frau ihrem Mann Kinder, vier an der Zahl. Bald begann ein verheerender Krieg über das Land zu toben und sie hatten oft wenig zu beißen und zu brechen.

Die Eltern hatten ihre Kinder sehr lieb, wenn sie auch oft keinen Unterschlupf fanden. Das kleinste Mädchen lachte viel, aber es musste die Liebe der Eltern mit den anderen teilen, und das war oft schwer, wenn nicht unmöglich. Jedoch erwarb sich dieses Mädchen dadurch viel Kraft und Lebensfreude.
Als die Familie so eine Zeitlang gewandert war, kamen sie auf einem Berg endlich zur Ruhe.

Die Eltern sagten zu ihren Kindern: „Wir sind jetzt alt geworden und wollen uns hinter den Ofen setzen, zieht hinaus in die Welt und versucht euer Glück."

Nun gingen die Kinder ihrer Wege.
Der älteste Sohn zog fort, suchte sich eine Frau und bekam drei schöne und kluge Kinder.

Der zweite Sohn zog ebenfalls weit fort und suchte sein Heil als Maler. Obwohl ihm das recht gut gelang und er ein Talent dazu hatte, war er stets unzufrieden und verlor oft seinen Mut. Eines Tages wurde er schwer krank und niemand glaubte, dass er mit dem Leben davonkommen würde. Er selbst hoffte lange, lange, das Wasser des Lebens zu finden. Es war ihm aber nicht vergönnt und er starb.
Das dritte Kind, eine Tochter, wanderte zunächst rastlos in der Gegend umher, bis sie eines schönen Tages in einem fernen

Land einen Mann traf, der ihr bestimmt war. Und sie zog zu ihm und lebt glücklich und zufrieden.

Die jüngste Tochter, ein fröhliches und lachendes Mädchen, hatte als Kind drei Träume.
Sie wünschte sich, dass sie unsichtbar sein könnte. Dieser Wunsch erfüllte sich nie.
Der andere Wunsch war, dass eines Tages andere Eltern auftauchen würden, um sie mit auf ihr Schloss zu nehmen. Obwohl sie immer wieder prüfte, ob in ihren schwarzen Haaren nicht doch goldene verborgen wären, erfüllte sich auch dieser Wunsch nicht. Dieses hütete sie als ihr Geheimnis.
Als sie acht Jahre alt war, hatte sie einen dritten Traum. Aber so, wie bei den beiden anderen Träumen, erzählte sie niemals irgendjemandem davon. Es träumte ihr, dass sie eines fernen Tages einen Mann haben werde, der nichts mehr allein tun und der nicht mehr laufen könne. Auch dieses Geheimnis bewahrte sie lange Jahre in ihrem Herzen.

1

Meine Kindheit und Jugend in der Nachkriegszeit

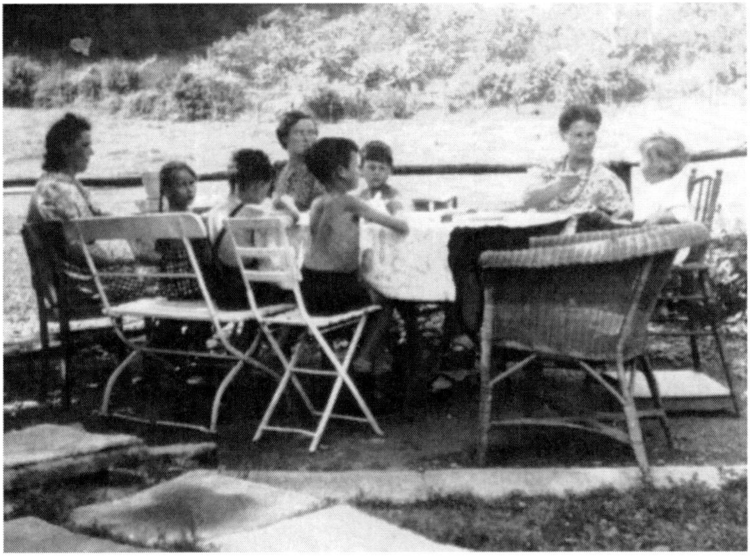

Abbildung 1: Unser „Paradies" an der Lahn nach monatelangen Bombennächten in Wuppertal 1943

Obwohl ich ein Kriegskind bin, Jahrgang 1943, habe ich keine bewussten Erinnerungen an diese Zeit.[1] Sie setzen

[1] Die aktuelle Säuglingsforschung behauptet, dass die Erfahrungen monatelangen nächtlichen Lebens im Keller, von Kälte und Hunger, Auswirkungen auf das spätere Leben haben, auch dann, wenn keine bewussten Erinnerungen vorhanden sind.

erst mit dem Alter von vier oder fünf Jahren ein, und das bedeutete: Leben zwischen Trümmern, immer auf der Suche nach wichtigen Dingen, die ich eventuell noch brauchen könnte. Mein größter Fund war ein kleines metallenes, offenes Sportauto. Bald darauf habe ich es leider wieder verloren.

Die wichtigsten sehr schönen Erinnerungen sind das Sammeln von Beeren, Pilzen, Bucheckern und Blumensamen, gemeinsam mit den Eltern und Geschwistern. Dabei war ich als Kleinste in der Familie auch wichtig und somit anerkannt.

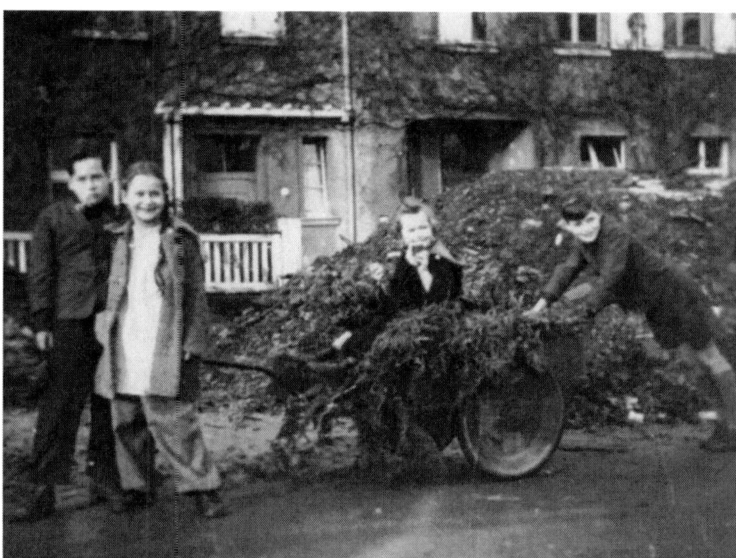

Abbildung 2: Wir vier vor dem Haus mit Leiterwagen in Wuppertal 1947

Meine Kindergartenerinnerungen sind dagegen geprägt von Angst vor der Kindergärtnerin und vor fünfzig fremden Kindern. Keines kannte ich. Ich musste sofort ohne Eltern oder Geschwister dort bleiben. Die schrecklichste Strafe für mich war: Stehen in einem tiefen Loch. Wofür diese Strafe war, das weiß ich nicht mehr.
Meine vier Jahre ältere Schwester brachte mich hin und holte mich jeweils ab, ihre Erinnerung dazu: „Du hast immer geweint." Ich fühlte mich einerseits von ihr behütet, ahnte aber gleichzeitig, dass sie selbst noch nicht groß genug war, mich zum Beispiel vor einem mächtigen Bernhardiner zu beschützen, der uns plötzlich beim Spiel in einem Schützengraben gegenüberstand. Aber er drängelte sich nur an uns vorbei und tat uns nichts.
Als Schulkind war ich dann ein Straßenkind, das gerne und viel mit anderen draußen spielte.

Dabei genoss ich die Freiheit, unbeobachtet zu sein von Erwachsenen und außer Reichweite für Erziehungsmaßnahmen durch die großen Geschwister.
Was wir spielten und mit wem, war uns alleine überlassen. Die Kindergruppe stellte die Regeln auf. Von der Spielgemeinschaft gewählt zu werden, war jedes Mal mit einem starken Kribbeln und der Angst, nicht mitspielen zu dürfen, verbunden. Die größte Schmach war, wenn man übrig blieb und gnädigerweise als Letzte einer Mannschaft zugeteilt wurde.

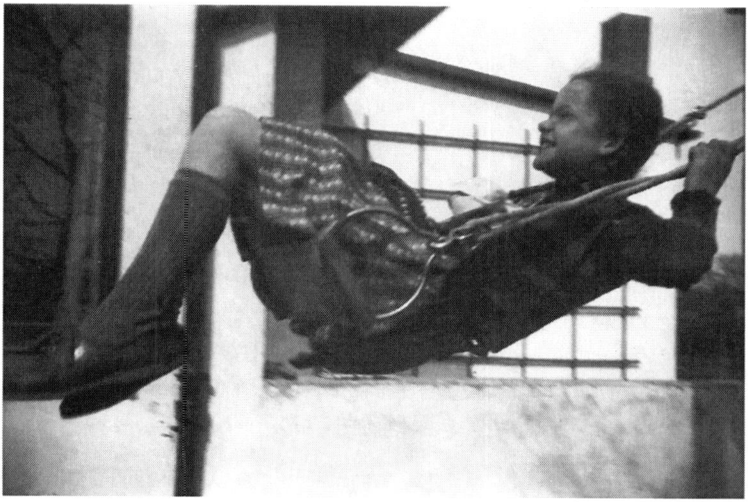

Abbildung 3: Schwungvoll im Garten, Hamburg 1952

Auf den noch fast autofreien Straßen spielten wir: Deutschland erklärt den Krieg, Wer fürchtet sich vorm schwarzen Mann? Fischer, Fischer, wie tief ist das Wasser? Ochs am Berge – eins, zwei drei! Außerdem Ballspiele, Seilspringen, Stelzenlaufen, Verstecken, Schattenfangen, Hinkekästchen, Schaukeln, Rollerfahren und noch manch anderes.

Hier errang ich im Laufe der Jahre sogar eine Führungsposition, da ich, vor allem im Völkerballspiel, sehr gut war und dadurch anerkannt bei den Gleichaltrigen.

Wurde es auf der Straße für mich brenzlig, drohte ich damit, entweder meine älteren Brüder oder meine große Schwester zu holen. Ob dies die anderen Kinder beeindruckte, weiß ich nicht. Es kam mit mir nie zu Prügeleien, die ich aber voller Angst bei Freunden beobachtete.

Ich kannte Abzählverse wie:

Alexander / Arsch auseinander, / Arsch zusamm' /
Und du bist dran.

Den Vers hätte ich zu Hause nie vorgetragen. Wissen, das ich auf der Straße erworben hatte, hätte ich ebenfalls nie berichtet:

Licht aus, Licht aus! / Mutter zieht sich nackend aus,
Vater holt den Dicken raus. / Einmal rein, einmal raus,
fertig ist der kleine Klaus.

Verstanden habe ich den Vers lange Jahre gar nicht. Fragen, die auftauchten, hätte ich mir zu Hause nie beantworten lassen, beispielsweise: Stimmt es, dass einer Frau immer der Bauch aufgeschnitten wird, wenn ein Kind kommt? Mit vielen Fragen blieb ich jahrelang alleine.

Eine Angsterfahrung, die mich während der 1. bis 3. Grundschulklasse begleitete, war der „echte" Nikolaus mit seinem Knecht Ruprecht. Er – meine Schwester klärte mich auf, es sei der Pfarrer – kam in die Kirchengemeinde und wusste doch tatsächlich um alle meine „Sünden" der ganzen letzten Zeit, was ich mir nie erklären konnte.
Er sprach: „Du hast in der Fastenzeit Zucker genascht, und du hast nicht genügend im Haushalt geholfen, aber sonst warst du immer brav."

Diese Sünden wurden vor allen Eltern und Kindern aus einem goldenen Buch laut vorgelesen.
In der 3. Grundschulklasse stieg ich dann auf, weil ich immer brav gewesen war, und durfte Nikolaus jetzt als Engelchen begleiten und zusehen, wie die frechen Jungen in den Sack vom Ruprecht gesteckt wurden. Ich habe allerdings dann plötzlich begriffen, dass mein großer Bruder dieses Amt innehatte. Ich erkannte seine Stimme. Die Erziehung zur Bravheit hatte mittels dieser Autoritäten hervorragend funktioniert.
Zum Glück wusste der Nikolaus nicht alles, denn ich war auch oft nicht brav, z. B. naschte ich heimlich weiter und nahm der Mutter regelmäßig zehn Pfennig aus dem Portemonnaie, was natürlich immer mit Schuldgefühlen verbunden war. Taschengeld bekam ich damals noch nicht.

Vor der Gemeinde trug ich vor:

Lieber guter Nikolaus, / komm in meines Vaters Haus,
Leg mir schöne Sachen rein, / dann will ich auch fein artig sein.

Und „Knecht Ruprecht“ von Theodor Storm:

Von drauß', vom Walde komm ich her; / ich muss euch sagen, es weihnachtet sehr!
(…)
„Hast denn das Säcklein auch bei dir?“ / Ich sprach:

„Das Säcklein, das ist hier;
denn Äpfel, Nuss und Mandelkern / essen fromme Kinder gern."
„Hast denn die Rute auch bei dir?" / Ich sprach:
„Die Rute, die ist hier.
Doch für die Kinder nur, die schlechten, / die trifft sie auf den Teil, den rechten."

In meiner Kindheit kamen viele Dinge, die heute für Kinder normal sind, nicht vor.[2]
So gehöre ich noch zu der Generation, die keine behinderten Kinder auf der Straße erlebte, weil diese entweder gar nicht mehr oder in speziellen Kinderheimen lebten, die meistens außerhalb der Städte lagen.[3]
Auf der Straße sah ich in Hamburg ab und zu Versehrte, also Soldaten mit einem Bein und einer Krücke oder ohne Beine, auf einem Holzbrett sitzend und sich durch vier Rollen mühsam fortbewegend. Wenn ich sie alleine traf, lief ich jedes Mal panisch auf die andere Straßenseite, da ich nicht wusste, wie ich mich verhalten sollte.

---

2 Alle Aspekte, die ich hier, nur unvollständig, benenne, sind heute für Kinder, die in einer Stadt wie Berlin leben, völlig normal. Sie haben insgesamt ein immenses Wissen von Andersartigkeit. Das heißt aber noch lange nicht, dass sie grundsätzlich toleranter oder vorurteilsfreier aufwachsen.

3 In der Zeit von 1940 bis 1941 fand die Aktion T 4 statt, die systematische Ermordung von über 70.000 Menschen mit geistiger und körperlicher Behinderung.

Diese Unsicherheit hatte ich ebenso bei den extrem seltenen Begegnungen mit Menschen mit dunkler Hautfarbe.

Ich kann mich noch sehr gut daran erinnern, wie ich einmal mit meiner Mutter an der Alster entlang ging und sie mir plötzlich zuflüsterte: „Guck nicht so auffällig hin, uns kommt ein Jude entgegen!“ Ich wagte überhaupt nicht hochzugucken, fragte aber auch nicht weiter. Bestimmt sah ich nie ein lesbisches oder schwules Paar. Ich kannte keine Patchwork-, keine Regenbogenfamilie, jedoch Kinder, die diskriminiert wurden, weil sie unehelich waren (ich verstand immer: unehrlich) oder aus der Unterschicht kamen. Erklärt wurde mir das aber nie. Ich kannte Kinder, die ausgegrenzt wurden, weil sie in einer katholischen Gegend evangelisch waren (ich selbst war in der Grundschule die einzige katholische Schülerin). Ich kannte Kinder, die als Flüchtlinge einen anderen deutschen Dialekt sprachen und deshalb gehänselt wurden.

Ebenso bin ich in meiner Kindheit niemals Menschen begegnet, die nicht deutsch sprachen.

Ein Thema aus meiner Jugend in der Nachkriegszeit

Um in den Ferien nicht wie bisher zu Verwandten geschickt zu werden, suchte ich nach einer Alternative.[4] Ich war 19 Jahre alt und völlig unerfahren.
Seit dem Ende des Zweiten Weltkrieges gibt es die Organisation *Versöhnung über den Gräbern*. Dort werden Jugendlichen im In- und Ausland in den Ferien Arbeitscamps angeboten, um sich kennenzulernen, gemeinsame Freizeit zu verbringen und täglich sechs Stunden zu arbeiten, vor allem auf Kriegsgräberfriedhöfen und in Gedenkstätten. Weitere Themen sind die deutsche und europäische Geschichte, Friedenserziehung, aber auch andere Sprachen und Kulturen.

Meine erste Reise führte mich 1962 zum Fort de la Malmaison nach Nordfrankreich. Der erste Schock: Als wir ankamen, lag vor uns ein riesiges Lehm- und Steinfeld, so weit die Augen reichten. Uns wurde gesagt: „Unter euren Füßen liegen die Gebeine von 12.000 deutschen Soldaten, sie waren damals etwa so alt wie ihr heute.“ Unvorstellbar! Diese Tatsachen konnten wir gar nicht verarbeiten, und so spielten wir einmal mit einem Totenschädel Fußball. Erst am Abend, als uns der Leiter des Camps darauf ansprach, wurde uns unser Verhalten bewusst.

---

4 Im Zeitalter von Internet und Google kann man sich nicht mehr vorstellen, wie aufwendig solche eine Suche damals war.

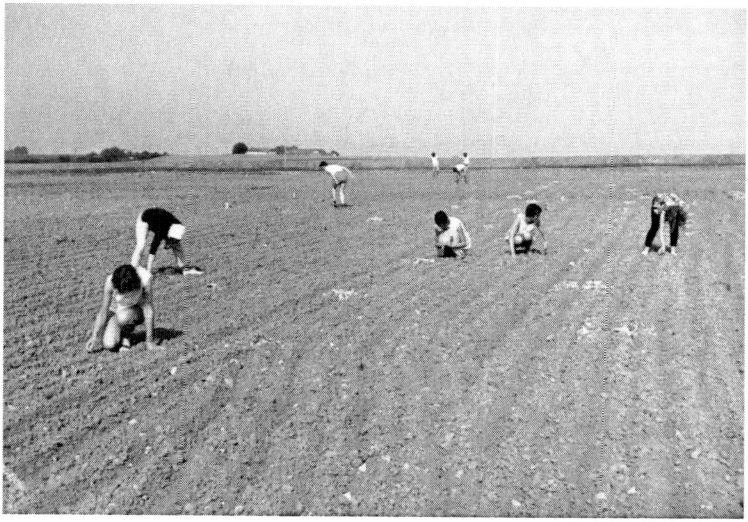

Abbildung 4: Totenacker am Fort de la Malmaison

Die Aufgabe für uns Mädchen war es, Steine aufzusammeln. Die Jungen mussten Löcher ausheben, in die dann später Sockel gegossen wurden, für die Kreuze. Diese körperliche Arbeit waren wir nicht gewöhnt. Außerdem hatten wir in den Wochen um die 30 Grad.

Eine andere Situation, die mich sehr berührt hat: Der Friedhofsgärtner kam mit einer alten, schwarz gekleideten Dame. Sie trug in einem Beutel Heimaterde und er zeigte ihr eine Stelle, in der angeblich ihr Sohn lag. Hemmungslos weinend kippte sie die Erde in ein vorbereitetes Loch. Achtzehn Jahre nach Kriegsende! Ich glaube, hier ahnte ich zum ersten Mal, was der sinnlose „Heldentod" für Angehörige bedeutet.

Als Dank für unsere Arbeit bekamen wir zwei Reisen geschenkt, nach Verdun und nach Paris.

Ein weiterer Schock war dann der Besuch des Beinhauses in Douaumont, am Chemin des Dames, mit den Gebeinen von 130.000 jungen Soldaten. Auch das hat mich nachhaltig in meinem Denken beeinflusst und zu meiner entschiedenen Ablehnung von Krieg und Gewalt gebracht.
Aber wir erlebten in diesen Wochen auch ein wunderbares Zusammensein, mit Singen und Tanzen am Lagerfeuer und oft auch der ersten Verliebtheit. Es war, fern des Alltags, ein Eintauchen in eine völlig neue Welt.
Im Laufe des Jahres konnte ich mehrfach an Wochenend-Workshops teilnehmen (sie hießen damals sicher ganz anders).

Im nächsten Sommer, 1963, fuhr ich zu meinem zweiten Camp. Dieses Mal ins ehemalige Konzentrationslager Bergen-Belsen. Hier waren von 1941 bis 1945 20.000 sowjetische Kriegsgefangene bzw. Fremdarbeiter beerdigt worden. Wir begannen für diese Toten den Friedhof anzulegen. Auch diese extreme Konfrontation mit dem Wahnsinn des Krieges und unserer dramatischen, unbegreiflichen Vergangenheit, war ein Schock.
Ich erinnere mich nicht an ein fröhliches Beisammensein im Camp, sondern nur an eine allgemeine und anhaltende depressive Stimmung, sogar am Tag unseres Ausflugs auf die Insel Helgoland.

Im Laufe des Jahres machte ich an drei Wochenenden Schulungen mit, da ich aufgefordert worden war, im nächsten Jahr selbst ein Camp zu leiten. Themen waren dort sowohl politische Bildung als auch Lernen europäischer Lieder und Kochrezepte. Aber es gab auch Gelegenheit zum Tanzen und Skifahren.
Das dritte Camp fand in der Rhön statt, im sogenannten Zonenrandgebiet. Unter meiner Leitung legten wir in einem Dorf einen Kinderspielplatz an, gemeinsam mit den Dorfbewohnern. Diese konkrete Erfahrung mit der deutschen Teilung führte dann u. a. dazu, dass ich mich im darauffolgenden Jahr um eine Stelle in West-Berlin bemühte.
Die Verantwortung und das Kochen für 25 Teilnehmer, dazu die völlig ungeübte Teamarbeit mit einem Mann, der mich auf das Heftigste ablehnte, haben mich jedoch reichlich überfordert.
Von dem Modell, in dieser Art Ferien zu machen, war ich aber nach wie vor überzeugt.

2

Meine Lerngeschichte

Um zu verstehen, wie ich später dann über viele Jahre das Konzept meines privaten Kindergartens entwickelte, muss ich weiter ausholen und meine eigene Lerngeschichte einbeziehen.

Mit Beginn der Schulzeit hatte ich erhebliche Probleme, heute würde ich sagen, ich war eine Schulversagerin. Das hatte einerseits mit meinen familiären Beziehungen zu tun, ich war die Jüngste von vier Kindern. Andererseits mit sehr schlechten, sprich autoritären Lehrern in der Nachkriegszeit und mit mehreren Umzügen. Mein größter Irrtum: Ich wollte nie lernen und üben, ich wollte immer gleich können, so wie die großen Geschwister.

Bedingt durch einen Umzug nach Hamburg, kam ich erst zwei Monate später in die 1. Klasse. Als die Lehrerin mich am ersten Tag fragte, vor 50 mir unbekannten Mitschülern, wann ich Geburtstag habe, sagte ich: „Immer auf Ostern." Alle lachten, ich verstand den Grund nicht und fragte weder in der Schule noch zu Hause nach, was ich falsch gemacht hatte, und schwieg.

Damit begannen mein jahrelanges Schweigen und meine anhaltende Schulangst. Ich hatte nie Freude am Lernen. Extreme Schüchternheit allen Lehrern gegenüber machte es mir viele Jahre unmöglich, zu ihnen Beziehungen aufzubauen. Gut war ich im Beobachten, zum Beispiel wie meine Klassenlehrerin Mitschüler bevorzugte aufgrund deren guter Leistungen oder wegen ihrer Mütter, die sie hofierten mit Blumensträußen oder Pralinenschachteln. Ich konnte weder das eine noch das andere bieten. Ich wollte nur draußen spielen, und das konnte ich sehr ausgiebig und mit großer Begeisterung. Aber wozu eigentlich Schularbeiten machen? Das Thema war nicht mein Interesse.

Nach sechs Grundschuljahren, mit ausschließlich nicht liebevollen und mir Angst machenden Lehrern, zogen wir von Hamburg nach Schwelm bei Wuppertal. Dort steckte man mich (irrtümlich) gleich in die 2. Oberschulklasse, und auch hier verweigerte ich mich von Anfang an. Ich wurde wegen meines Hamburger Dialektes belächelt. Frage des Mathelehrers an meinem ersten Schultag: „Du bist aus Hamburg? Dann kommst du bestimmt von der Reeperbahn?“ Weinend kam ich nach Hause. Ich kann mich aber nicht erinnern, ob meine Mutter mich über die Hintergründe aufklärte.
Ich war nur gut in Sport und Religion, da war ich eine Einser-Schülerin. Folgerichtig blieb ich im ersten Jahr sitzen. Aber auch im nächsten Jahr wurde es nicht viel besser, und ich quälte mich weiterhin mit zahlreichen Versagensängsten und der tiefen Sicherheit, dass ich eben dumm sei.
Ich flehte meine Eltern an, mich auf die Realschule gehen zu lassen, aber es hieß dann immer: „In unserer Familie macht jeder das Abitur.“ Ich machte es übrigens mit 35 Jahren.

Bis ein Jahr vor der mittleren Reife blieb ich anhaltend eine schwache Schülerin, die immer an der Schule litt. Da ich dann sowohl eine fünf in Mathematik, eine in Englisch und eine in Französisch hatte, blieb ich wieder sitzen und verließ, völlig entmutigt, die Schule.

Danach ging ich zur Haushaltungsschule, und erstmals begann ich freiwillig und gerne zu lernen und weinte, wenn es Ferien gab.
Der Grund war ganz einfach: Ich hatte hier einfühlsame, mich ermutigende Lehrer, die mich ernst nahmen und mir etwas zutrauten und mich damit förderten.
Nach einem Jahr schlugen sie mir vor, auf die Frauenfachschule zu gehen, um dadurch doch einen Realschulabschluss zu bekommen. Dort hatte ich ebenfalls gute Pädagogen. Meine Leistungen stiegen auf einen Durchschnitt von zwei. Ich konnte es selbst kaum glauben.

In den zwei Jahren im Kindergärtnerinnenseminar war ich dann ebenfalls eine gute, sogar sehr gute Schülerin. Besonders meine Psychologielehrerin war beeindruckend. Ich schwärmte das erste Mal in meinem Leben für eine Lehrerin und für ein Fach und las in der Freizeit Fachliteratur. Ich hatte ein erstes Vorbild gefunden. Ich konnte in diesen Jahren sogar einen Teil meiner Schüchternheit überwinden und war zunächst Klassen- und später sogar Schulsprecherin.

Ich habe aber wegen meiner Lernprobleme weder eine mich unterstützende Therapie gemacht (das war zu dieser Zeit noch nicht üblich), noch hatte sich meine häusliche Situation verändert. Ich hatte nur gute Pädagogen, die mich ermutigten, förderten und eine wohltuende Lernatmosphäre schufen, die mich neugierig und wissbegierig werden ließ.

Hier wurde mir erstmals bewusst, dass ich Glück hatte, meine Lerngeschichte hätte auch hier beendet sein können.

3

Berufswahl und Praktika

Kindergärtnerin zu werden, stand für mich schon seit meiner Kindheit fest. Mein damals noch unbewusster Wunsch als jüngstes von vier Kindern war es, auch einmal zu herrschen und nicht nur beherrscht zu werden. Das äußerte sich schon früh darin, dass ich mich viel um jüngere Kinder kümmerte, diese verwöhnte, aber auch autoritär herumkommandierte. Vermutlich konnte ich so ein Gefühl des Klein-Seins und Mich-unten-Fühlens kompensieren.

Als Mädchen in einer bürgerlichen Familie behütet aufgewachsen, erlebte ich in meinen Praktika erstmals, wie das Leben draußen war. Es kam einem Kulturschock gleich.

In der Frauenfachschule machte ich in Wuppertal mein erstes Praktikum, in einem Hort. In einer sogenannten Mau-Mau-Siedlung erfuhr ich Dinge, von denen ich bis dahin nichts gewusst hatte. Eine Mutter hatte zum Beispiel zehn Kinder, angeblich von zehn verschiedenen Männern. Nie hatte ich vorher etwas von sexuellem Missbrauch, Alkoholismus, Drogensucht oder Arbeitslosigkeit gehört.

Wir hatten damals in der Familie noch keinen Fernseher, Radio wurde nur für Nachrichten genutzt, bei denen ich aber immer innerlich abschaltete, ebenso wie bei den

Gesprächen bei Tisch, wenn die Großen sich unterhielten. Einziges Thema, mit dem ich mich früh selbst auseinandersetzte und das mich bis heute brennend interessiert, war der Nationalsozialismus und seine Folgen. Ich wurde mit zehn Jahren aufgeschreckt durch die Lektüre von Anne Franks Tagebuch, angeregt durch meine große Schwester, die mich auch später immer wieder für Literatur begeisterte.

In diesem Praktikum hatte ich eine sehr einfühlsame Leiterin, die mir offen und viel erzählte. Denn Fragen stellen konnte ich weiterhin noch nicht. Ich war damals 18 Jahre alt. Sie klärte mich umfassend sowohl über Sexualität als auch über soziale Verhältnisse auf. Kam ich nach Hause, erzählte ich davon nichts. Ich hatte dafür in der Familie immer noch keine Sprache.
Als ich nach dem Praktikum in die Schule zurückkam, stellte ich jedoch erstmals im Religionsunterricht provozierende Fragen: „Die Jungfräulichkeit Marias ist doch ein Märchen, oder?" Die Antwort des Religionslehrers darauf: „Das muss man glauben und nicht fragen." Damit war für ihn die Aufklärung beendet. Seine andere Antwort: Ich bekam im nächsten Zeugnis statt einer Eins eine Vier: Ich fragte nicht weiter und zog mich wieder zurück.

Das erste Praktikum im Kindergärtnerinnenseminar war in einer Frauenklinik. Die Erfahrung dort habe ich Jahrzehnte verdrängt. Geblieben sind mir zwei schreckliche

Erinnerungen. Ohne Aufklärung zwang man mich, eine Geburt mitzuerleben. Ich versuchte schwach zu protestieren, was aber nichts half. Ich fiel während der Geburt in Ohnmacht.

Einige Tage später musste ich mir einen toten Säugling ansehen, dessen Mutter versucht hatte, das Kind mit einer Stricknadel abzutreiben. Dieses total zerstochene Gesicht hat mich bis in meine Albträume begleitet. Meine Erschütterung darüber konnte ich damals niemandem mitteilen. Heute frage ich mich, was die Praxisanleiterin dazu bewogen haben könnte, mich mit diesem Thema und auf diese Weise zu konfrontieren, vor allem ohne begleitendes Gespräch.

Das zweite Praktikum absolvierte ich im städtischen Kindergarten.
Meine nachhaltigste Erinnerung an diese Zeit: Ich musste wochenlang Fröbelbausteine scheuern. Ab und zu bekam ich vier Kinder zugeteilt, mit denen ich kneten und malen sollte, was mich ganz sicher nicht kompetent auf meinen Beruf vorbereitete.

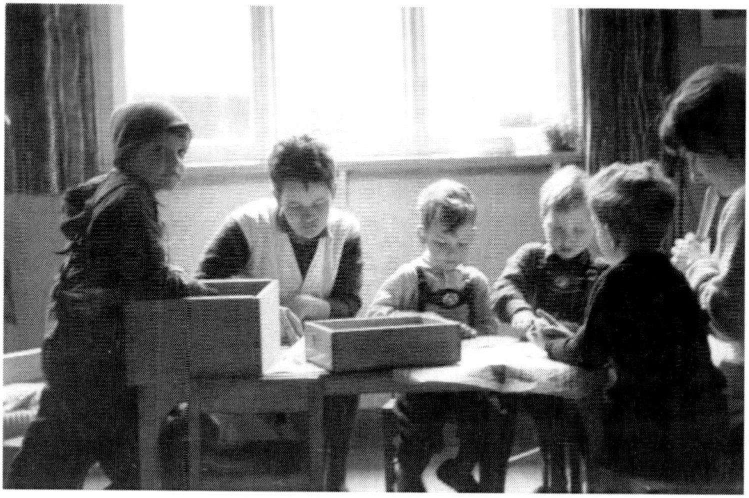

Abbildung 5: Praktikantin im Kindergarten in Wuppertal, 1963

Zum letzten Praktikum fuhr ich, auf eigenen Wunsch, in ein katholisches Kinderheim in den Schwarzwald. Es lag mitten im Wald, der nächste Ort einige Kilometer entfernt, so wie es damals oft typisch war. In der Gruppe, der ich zugeteilt wurde, waren insgesamt 28 drei- bis sechsjährige Kinder. Die Nonne beziehungsweise die 14-jährigen Mädchen, die immer dann über die jüngeren Kinder Aufsicht führen mussten, wenn sie viermal am Tag zum Beten in die Kapelle ging, schlugen die kleinen Kinder, sperrten sie ein, straften sie mit Essensentzug und hatten die braven Mädchen auf dem Schoß. Alle Kinder lagen Nacht für Nacht im Bett und warfen ihre Körper hin und her, bis zum Einschlafen. Erst später verstand ich, dass ihre gravierenden Hospitalismusschäden mit fehlender Zuwendung zu erklären waren.

Aus meinem Praktikumsbericht 1964

(...) Die Kinder besaßen keine eigenen Kleider, kein eigenes Spielzeug und lebten in einem riesigen Raum, der nicht unterteilt werden konnte. Dadurch kamen sie nie zur Ruhe und stritten sich eigentlich immer. Alle Kinder lagen im Sprechen, Denken, Spielen sehr zurück. Die Fünfjährigen waren alle noch im Kritzelstadium und viele konnten noch keine zusammenhängenden Sätze sprechen. Für das Einüben von zwei Fingerspielen brauchte ich drei Wochen und auch dann konnten es noch längst nicht alle. (...)

Als ich völlig geschockt über diese Beobachtungen in die Schule zurückkehrte und sie in einem umfassenden Bericht formulierte, waren auch die Lehrer über diese Form der autoritären Pädagogik zutiefst entsetzt. Der einzige Kommentar, an den ich mich erinnere: „Daran sind Sie selbst schuld, weil Sie sich diese Stelle alleine ausgesucht haben."
Eine anschließende Reflexion dieser Arbeit gab es damals nicht.

Dass ich trotz dieser zahlreichen negativen Erfahrungen an meinem Wunsch, Kindergärtnerin zu werden, festhielt, wundert mich heute noch. Ich wollte es anders, besser machen. Aber wie, wusste ich nicht.

4

Kindergärtnerinnenseminar (1963 - 1965)

Der Unterricht in Pädagogik im Kindergärtnerinnenseminar ist mir nicht bleibend in Erinnerung geblieben. Ich weiß nur noch, dass ein Schwerpunkt auf *Jean-Jacques Rousseau* (1712 - 1778) und seinem Hauptwerk „Emile" lag. Zum ersten Mal wagte ich es, mich im Unterricht mit kritischen Fragen einzubringen: „Wieso soll Rousseau für mich ein Vorbild sein, wenn er so ein wichtiges Erziehungsbuch schreibt, aber drei seiner Kinder ins Findelhaus bringt, weil er sie nicht ernähren kann?" Außerdem war ich moralisch entrüstet über seine zahlreichen Amouren.[5]
Seit dieser Zeit sammle ich Aphorismen. Zwar schrieb ich auch einen Lehrsatz von Rousseau schon damals auf, verstanden habe ich ihn jedoch erst, als ich mein Buch über Verwöhnung schrieb:

Kennt ihr das sicherste Mittel, euer Kind unglücklich zu machen? Gewöhnt es daran, alles zu bekommen.

Den Lehren Pestalozzis und Fröbels, zweier Erzieher des 19. Jahrhunderts, entnahmen wir unsere wichtigsten Theorien. Wir hörten zwar etwas über diese großen Pä-

---

5 Geblieben ist mein Anspruch an mich, zu versuchen, dass meine Praxis und meine Theorie deckungsgleich sind. Es sollte Jahrzehnte dauern, bis mir das gelang.

dagogen, aber das reichte nicht aus, dass sie mir zum Vorbild wurden. Ich lehnte sie sogar vehement ab. Das wurde durch ihre schwer verständliche Sprache noch vertieft.[6]

Johann Heinrich Pestalozzi (1746 - 1827) war Schul- und Sozialreformer, Philosoph und Politiker. Er lieferte Impulse zu einer Professionalisierung und Institutionalisierung des Bildungssystems.

Ihr müsst die Menschen lieben, wenn ihr sie verändern wollt.

Von *Friedrich Wilhelm August Fröbel* (1782 - 1852) wusste ich zwar damals, dass der engagierte Pädagoge den ersten Kindergarten gründete, aber nicht, dass dieser zunächst jahrelang verboten war (1851 - 1860), da die preußische Regierung befürchtete, dass er dort die Kinder zum Atheismus erziehen wollte. Erst später stellte man fest, dass man ihn mit seinem Neffen verwechselt hatte. Fröbel selbst erlebte die Aufhebung des Verbotes nicht mehr. Ich lernte damals nur seine „Mutter- und Koselieder" auswendig und quälte mich durch sein Hauptwerk „Die Menschenerziehung".

---

6 Erst Jahrzehnte später, als ich selbst Erzieher ausbildete und wieder einmal auf der Suche nach Vorbildern für die heutigen Erzieher war, entdeckte ich sie neu und war fasziniert von ihren progressiven, damals geradezu revolutionären Gedanken über freiheitliche Erziehung, aber auch von ihren starken Persönlichkeiten.

Bei der Erziehung muss man etwas aus dem Menschen herausbringen und nicht in ihn hinein.
Erziehung ist Beispiel und Liebe, sonst nichts.
Die Quelle alles Guten liegt im Spiel.

Ich hörte damals nur wenig über die Ärztin und Reformpädagogin *Maria Montessori* (1870 - 1952), und auch ihr bedeutendes Werk wurde mir nicht positiv vermittelt. Das holte ich aber Jahre später nach.
Ich erinnere mich an verschiedene männliche Pädagogen, die uns nahegebracht wurden, zum Beispiel *Herman Nohl* (1879 - 1960)[7] und den Psychiater *Ernst Kretschmer* (1888 - 1964)[8].
Die Rolle der Psychologin *Hildegard Anna Helene Hetzer* (1899 - 1991) in der NS-Zeit ist ebenfalls umstritten. Mittels ihrer Kleinkindertests wurde darüber entschieden, ob man den Kindern Erziehungsmaßnahmen angedeihen ließ oder ob sie für medizinische Versuche verwendet oder umgebracht wurden.[9]

---

7 Heute weiß ich: Einerseits biederte er sich den Nazis an, war Mitglied der SS und begrüßte die Machtergreifung Hitlers als eine Möglichkeit, seine pädagogischen Ideale zu verwirklichen. Trotzdem wurde er aus der Universität entlassen. Andererseits wirkte er nach dem Krieg bei der Entnazifizierung mit. Es gibt heute sogar eine Grundschule in Göttingen, die seinen Namen trägt.

8 Er zeigte ebenfalls eine ambivalente Haltung. Einerseits entwickelte er die Konstitutionstypologie und wurde deshalb sogar für den Nobelpreis vorgeschlagen, andererseits befürwortete er die Sterilisierung sogenannter Schwachsinniger.

9 Über dieses heikle Thema erfuhr ich natürlich damals nichts. Ich gestehe, dass ich das erst jetzt recherchierte.

Von progressiven, männlichen Pädagogen aus den Zwanzigerjahren, wie zum Beispiel *August Aichhorn*[10] und Hans Zulliger[11] hörte ich damals dagegen gar nichts.
Ich hörte nichts von Frauen wie *Nelly Wolffheim, Henriette Schrader-Breymann, Alice Salomon* und *Ellen Key*. Bewusst und intensiv begann ich mich erst Anfang der Achtzigerjahre mit Pädagogen auseinanderzusetzen, nachdem ich Josef Rattners „Große Pädagogen im Lichte der Tiefenpsychologie" gelesen hatte.

Im Psychologieunterricht war es nicht anders. Keine Erwähnung von *Sigmund* und *Anna Freud, Alfred Adler, Karen Horney, Fritz Riemann …*
Meine Psychologielehrerin schwärmte allerdings von *Anton Semjonowitsch Makarenko* (1888 - 1939), einem sowjetischen Pädagogen und Schriftsteller, der die Gorki-Kolonie gegründet und dafür gesorgt hatte, dass dort die erste Koedukation eingeführt wurde. Gewalt und hierarchische Autorität seitens der Lehrer waren verboten.

Über den Arzt, Pädagogen und Kinderbuchautor *Janusz Korczak* (1878 - 1942) hörte ich etwas durch meine

---

10 August Aichhorn (1878 - 1949) war ein österreichischer Pädagoge und Psychoanalytiker, der sich besonders um verwahrloste Jugendliche kümmerte.

11 Hans Zullliger (1893 - 1965) war ein Schweizer Volksschullehrer, später auch Psychotherapeut und Schriftsteller. Er gilt bis heute als einer der bedeutendsten Lehrer der psychoanalytischen Pädagogik.

Schwester. Er begleitete 200 Kinder seines Waisenhauses 1942 ins Konzentrationslager Treblinka, obwohl er wusste, was ihm bevorstand. Zwei seiner Aussprüche begleiten mich seit vielen Jahren:

Erziehe dich selbst, bevor du Kinder zu erziehen trachtest.
Nicht durch Revolution, nur durch bessere Lebensbedingungen und Erziehung können die Menschen sich ändern.

Die einzige, für mich bis heute wichtige Persönlichkeit, über die ich in dieser Ausbildung erfuhr, war die Berliner Psychiaterin *Annemarie Dührssen* (1916 - 1998). Ihr Buch „Psychogene Erkrankungen bei Kindern und Jugendlichen" von 1954, das zu einem Standardwerk werden sollte, half mir dabei, schwierige Kinder zu verstehen. Es hat mich in meinem gesamten Berufsleben begleitet. Annemarie Dührssen war auch diejenige, die sich intensiv mit der Nazi-Vergangenheit und dem anschließenden Schweigen ihrer Kollegen auseinandergesetzt hat.

Heute verstehe ich, dass die damaligen Lehrer Anfang der Sechzigerjahre geprägt waren vom Geist der Vergangenheit. Kritische Distanz zu den Auswirkungen der jüngsten deutschen Geschichte war generell noch nicht üblich und wahrscheinlich auch noch nicht möglich.
Die Tatsache, dass viele wichtige Pädagogen und Psychologen Juden waren und darum ihre Werke verboten wurden, sie emigrieren mussten oder ins Konzentrati-

onslager kamen, war mir lange Jahre nicht bekannt. Der Psychologe *Bruno Bettelheim* (1903 - 1990) war sowohl im KZ Dachau als auch im KZ Buchenwald. Der Psychologe Viktor Frankl (1905 - 1997) litt in den Lagern Theresienstadt und Auschwitz. Diese Erfahrungen beschreibt er in seinem Buch „Trotzdem Ja zum Leben".

Im praktischen Teil der Ausbildung lernte ich vor allem malen, kneten, basteln, Kreisspiele anzuleiten, Kinderlieder zu singen und Märchen zu erzählen. Ich durfte alleine jeweils vier bis sechs Kinder betreuen, ansonsten nur den erfahrenen Kolleginnen passiv zusehen.
Der Witz ging herum: Kindergärtnerinnen werden rot, wenn sie für ihre Arbeit Geld bekommen. Denn diese Arbeit macht ja sooo viel Freude, und dafür bekommt man kein Geld.

Ich hörte in dieser Zeit wenig über die zu erwartenden Schwierigkeiten mit Kindern und deren Eltern, nichts über Teamarbeit, erhielt keine Aufforderung, kontinuierlich Weiterbildung zu machen. Stattdessen wurde mir vermittelt, dass der Beruf der Kindergärtnerin ein typisch weiblicher sei und mich in idealer Weise auf meinen eigentlichen Beruf, nämlich den der Frau und Mutter, vorbereiten würde. Idealismus war das Zauberwort, das ich mit diesem Beruf verband.
Bis heute gilt: Die Ausbildung kann insgesamt nur Anregung sein, das lebenslange Lernen aber nicht ersetzen.

Teil II

Nun wollte auch die letzte Tochter hinausziehen und ihr Heil in der Fremde suchen. Die Mutter jedoch wollte dies nicht zulassen. Sie aber sprach: „Es ist vergeblich, mir wird schon kein Unheil zustoßen, meines Bleibens ist hier nicht länger." Und sie machte sich auf den Weg.

Sie suchte ihren Bruder und fand ihn in einer Stadt, die von einer hohen, undurchdringlichen Mauer umgeben war, und ließ sich auch dort nieder. Sie verdingte sich bei verschiedenen Arbeiten, die sie mal mehr, mal weniger erfreuten. Sie hatte ihr Fortkommen und dessen war sie zufrieden.

In dieser Stadt herrschte bald eine große Unruhe, Kinder erhoben sich gegen ihre Eltern und Frauen gegen ihre Männer. Sie selbst wurde auch mit ihrer Geschichte höchst unzufrieden und wollte teilhaben an dieser großen Veränderung. Sie suchte und fand viele, viele Menschen, die etwas anders machen wollten.

Eines Tages kam eine gute Fee und wünschte ihr verschiedene Traumprinzen, und so sollte es auch geschehen. Aber da diese doch keine Traumprinzen waren, zogen sie immer wieder von dannen und ließen sie mutterseelenallein allein zurück.

Sie suchte und fand kluge Lehrer und lernte ohne Unterlass. Sie erlernte nochmals ein Handwerk, und weil es ein kunstreiches war, musste sie viele Jahre lernen. Sie ließ sich immer wieder von vielen Menschen erzählen, was diese Merkwürdiges erlebt hatten.
Dessen war sie nun froh. Und so gingen viele, viele Jahre ins Land.

5

Wohnen in Berlin

Die letzten zehn Jahre im Elternhaus lebte ich in der heilen Welt einer Kleinstadt, mit einem wunderschönen Blumen- und Gemüsegarten. Nach Abschluss meiner Ausbildung konnte ich bei meinen Eltern durchsetzen, dass ich ausziehen durfte.
Ich entschied mich für Berlin, da bereits mein großer Bruder dort wohnte, in der Hoffnung, dass er mir helfen könnte, mich schneller in der Fremde zurechtzufinden. Ich war auf dieses Leben nicht vorbereitet und ahnte nicht, wie schwierig der Alltag für mich dort sein würde. Ich wusste weder, wie ich eine Wohnung suchen noch ein Konto eröffnen konnte. Ich konnte auch nicht mit Geld umgehen. Ja, und kochen konnte ich auch nicht. All diese Themen waren in meiner bisherigen Welt, bedingt durch die Verwöhnung durch meine Mutter, nicht vorgekommen.

Mein Bruder hatte für mich in Schöneberg ein möbliertes, 30 Quadratmeter großes Zimmer gemietet, in einer riesigen Wohnung. Das Haus hatte außen zahlreiche Einschüsse aus dem Krieg. Es sah wie eine Ruine aus. Als ich mit meinen beiden Koffern davorstand, war ich erst einmal entsetzt. Auch in der Umgebung gab es noch viele Trümmergrundstücke und Häuser mit Einschussstellen, das kannte ich aus Westdeutschland nicht.

Zu den fünf anderen Mietern hatte ich keinen Kontakt. Selbst wenn wir uns in der Küche trafen, sprachen wir nicht miteinander. Dass zwei von ihnen Prostituierte waren, hörte ich, wenn sie sich über ihren Beruf unterhielten. Da mir der Kontakt zu ihnen extrem unheimlich war, kaufte ich mir sofort eine Herdplatte, um mir in meinem Zimmer die Konservendosen warm zu machen. Von gesunder Ernährung hatte ich in diesen ersten Jahren keine Ahnung bzw. kein Bewusstsein dafür.
Am Ende des Flures gab es eine offene Tür, die ins Freie führte. Von der Straße konnte ich sehen, dass dort der Balkon fehlte. Eine weitere Besonderheit war, dass das Toilettenbecken zwar auf dem Abflussrohr stand, aber so wackelte, dass man immer befürchten musste, dass es mit einem zusammen umfallen könnte. Ich fühlte mich permanent hilflos, einsam und unfähig, an dieser Situation etwas zu verändern. Als mich meine Mutter dort besuchte, war sie fassungslos und bestand darauf, dass mein Bruder mir helfen sollte, sofort eine eigene Wohnung zu suchen.[12]

Nach vier Monaten hatte er eine Einzimmerwohnung – 20 Quadratmeter mit Küche und Außentoilette eine Treppe tiefer – für 50 DM Miete gefunden. In der Adalbertstraße in Kreuzberg, Nähe Kottbusser Tor. Diese

---

12 Ich wusste nicht, dass der Senat uns westdeutschen Arbeitnehmern geholfen hätte, eine preiswerte Wohnung zu finden, um uns damit in der Stadt zu halten und etwas gegen die Überalterung zu tun.

Straße führte direkt auf die Mauer, auch eine Form von Kulturschock für mich. Ich hatte bisher nicht gewusst, wie die Menschen in den Häusern wohnten, auf engstem Raum, ohne Bad, mit Außenklo …
Es gab damals tatsächlich noch einen Leierkastenmann. Alle paar Wochen spielte er im Hinterhof Berliner Lieder und wir Mieter warfen ihm, in Zeitungspapier gewickelt, Geld hinunter.
Nie zuvor hatte ich einen Pinsel in die Hand genommen, um etwa eine Wand zu streichen. Entsprechend sah dann meine erste eigene Wohnung auch aus. Mein Hauptproblem aber war: Ich konnte den Kachelofen nicht so beheizen, dass er auch noch warm war, wenn ich abends erschöpft von der Arbeit kam. Was habe ich gefroren! Aber ich war auch lange zu stolz, mir von anderen, die mit dem Heizen vertraut waren, Nachhilfe geben zu lassen.
Regelmäßig ging ich in die Trödelläden direkt in meiner Straße und hatte bald einen kleinen Hausstand zusammen.

Ich passte mich den Kreuzberger Ritualen schnell an, indem ich mich abends nach meiner anstrengenden Arbeit so wie die Nachbarn mit einem Kissen auf das Fensterbrett stützte, um das Leben in meiner Straße aus sicherer Distanz zu beobachten. Ich war fasziniert von dieser mir noch völlig fremden Welt.

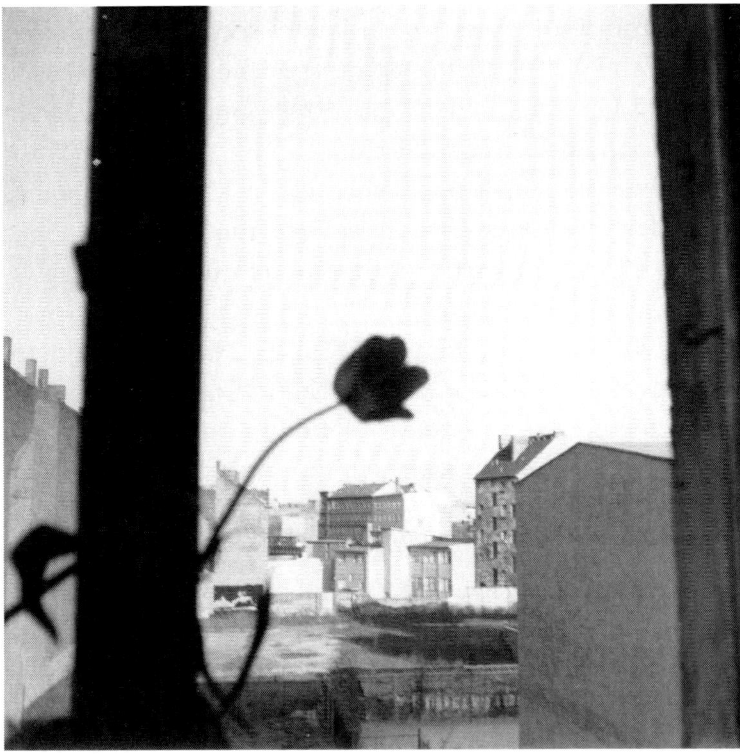

Abbildung 6: Ausblick

Wie staunte ich zum Beispiel, als ich beim „Fenster-Fernsehen“ nach einem heftigen Regenguss auf dem Trümmergrundstück gegenüber einen Mann in Badehose beobachtete, der sich zuerst einseifte und dann geduldig wartete, bis der Regen ihn saubergewaschen hatte.

Drei Jahre wohnte ich dort. Ich war ungeheuer stolz, dass ich eine eigene Wohnung hatte, zumal mein Bruder, seine Freundin und mein Freund jeweils nur einige Straßen weiter wohnten. Aber die Wohnung hatte von Anfang auch eine mich sehr belastende weitere Besonderheit. Der Nachbar gegenüber saß jeden Abend bei offener Wohnungstür, nur mit Unterhemd und Unterhose bekleidet, auf einem Stuhl. Darum traute ich mich abends nicht mehr auf die Toilette hinaus und pinkelte ins Becken in der Küche. Dies war sowohl mit Gefühlen der Scham als auch mit viel Wut und Ohnmacht verbunden. Ich wagte nie, ihn darauf anzusprechen.

Die Umgebung meiner Wohnung machte mir damals keine Angst. Heute würde ich sagen, ich hatte nur keine Ahnung, was mir als alleinstehender junger Frau hätte passieren können.

Dass die Straße direkt auf die Mauer führte, war schnell selbstverständlich geworden. Ich lernte damals nur das halbe Berlin kennen, es war somit normal. Nach einiger Zeit fand ich es auch progressiv, als Erzieherin in diesem Arbeiterviertel zu wohnen.

Die Adalbertstraße war eine der Straßen, in der dann ab 1968 massive Kahlschlagsanierungen, sprich Entfernung der Hinterhöfe, praktiziert wurden.[13] Kam ich in späte-

---

13 Der von mir damals so sehr bewunderte Bürgermeister Willy Brandt hatte bereits ab 1963 dafür plädiert, ganze Stadtviertel abzureißen, und die Bewohner ins neu erbaute Märkische Viertel und in die Gropiusstadt umzusiedeln. So wurde Berlin zum zweiten Mal zerstört. Alles, was älter als 100 Jahre war, sollte abgerissen werden, das waren 56.000 Wohnungen. Dass nicht ganz Berlin dieser Kahlschlagsanierung zum Opfer fiel, verdanken wir heute tatsächlich den Aktionen der Hausbesetzer. Sie haben in

ren Jahren nach Kreuzberg, war ich jedes Mal entsetzt, wie sich der Bezirk verändert hatte. Ich ging dann öfter in das Café im Neuen Kreuzberg Zentrum (NKZ) am „Kotti“. Der Blick aus dem Café war genau der Blick aus meiner ehemaligen Wohnung. Wenn ich dort einen Kaffee trank, sah ich auf die Stadtbücherei, wie damals, als ich mit Kissen staunend die neue Welt betrachtete.

Dann zog ich zwei Straßen weiter, an den Heinrichplatz, ebenfalls in eine Einzimmerwohnung, 25 Quadratmeter für 75 DM, aber mit Innenklo und Blick auf das „Café Achteck“, ein öffentliches Pissoir, das 1989 abgerissen worden ist, und den ältesten Kiosk von Berlin aus dem Jahr 1905.

Aus meinem Tagebuch

Sosehr ich mich auf die neue Wohnung freute, so beschissen ist es jetzt. Es fing damit an, dass mich die Hausbesitzerin, die unter mir wohnt und gleichzeitig die Besitzerin des Cafés ist (später die Rote Harfe), *mich täglich im Hausflur anpöbelte. Es steigert sich jetzt derart, dass sie mich auf das gemeinste beschimpft: „Sie sind eine Nutte, bei Ihnen verkehren Penner. Ich verlange Gardinen an den Fenstern, denn die hat jeder anständige Mensch …“*

---

den Achtzigern des vergangenen Jahrhunderts bewirkt, dass doch noch viele Altbauten erhalten geblieben sind.

Damals gab es an den Haustüren noch Durchsteckschlüssel, und so konnte nach acht Uhr abends kein Besucher mehr ins Haus hinein. Ich besaß lange Zeit noch kein Telefon. Zum Glück wohnte ich im Vorderhaus, konnte also, wenn mein Freund unten pfiff, den Schlüssel nach unten werfen, wusste aber gleichzeitig, dass die Hausbesitzerin das auch wahrnahm …
Und ich hatte deswegen keine Gardinen an den Fenstern, weil das damals für mich der Inbegriff von Freiheit war und ein Ausdruck gegen bürgerlichen Mief.
Ich war von den verbalen Angriffen der Hausbesitzerin einerseits extrem verängstigt und zutiefst verunsichert, andererseits empört. Schließlich war ich schon 25 Jahre alt. Aber ich war auch total unfähig, mich zu wehren und einen Mieterverein gab es noch nicht. Darum sah ich, nachdem ich die Kündigung der Wohnung bekommen hatte, eine Lösung für mich nur in einem schnellen Auszug.
Zu meinem großen Glück entstanden in dieser Zeit (1968) die verschiedensten neuen Wohnmodelle und ich bekam durch eine Freundin das Angebot, gemeinsam mit drei Sozialarbeitern in eine Wohngemeinschaft nach Schöneberg zu ziehen. Es war eine große Wohnung, 220 Quadratmeter, mit Parkett, Stuck an den Decken, zwei Bädern und Balkon. Sie war zwar extrem heruntergekommen und renovierungsbedürftig, aber auch wunderschön. Jetzt lernte ich mithilfe der anderen zu tapezieren und zu streichen.

Die neue Wohnsituation kam einem ungeheuren Qualitätssprung gleich. Ich genoss das Zusammenleben, die nächtelangen Diskussionen und politischen Aktivitäten, das gemeinsame Kochen und Feiern. Zwar waren wir alle berufstätig, aber ich war zunächst die Einzige, die bereits um sechs Uhr aufstehen musste, die anderen arbeiteten eher am Nachmittag und Abend. Die typischen WG-Auseinandersetzungen – unterschiedliche Männer- und Frauenrollen, Schmutzgrenzen in der Küche, Verteilung der Haushaltsdienste usw. – haben viele sicher ähnlich erlebt.
Über uns wohnten auch „Wohngemeinschaftsgenossen“, ebenfalls Sozialarbeiter. Sie nahmen mehrfach jugendliche Treber[14] auf. Es war unser Anspruch, diesen zu helfen, ihnen Geld zu geben, mit dem damals völlig falsch verstandenen Begriff von Toleranz. Nahmen sie Sachen aus unseren Wohnungen mit oder plünderten sie ungefragt unsere Kühlschränke, gingen wir natürlich nicht zur Polizei, sondern redeten mit ihnen, was nichts bewirkte. Eine Anzeige ließ unser damaliger moralischer Anspruch nicht zu, und wir sicherten auch nicht unsere Wohnungstür.

Eine andere Episode aus dieser Zeit: Nachdem Mitglieder der Roten Armee Fraktion (RAF) untergetaucht waren, wurden verstärkt Wohngemeinschaften observiert. Die Hauswartfrau unseres Hauses fing mich eines Tages im Flur ab und flüsterte mir zu, wegen mir sei die Poli-

---

14 Ehemalige Heimkinder, die aus den Heimen weggelaufen waren.

zei dagewesen. Sie hätten nach mir gefragt. Ich stünde im Adressbuch eines RAF-Mitgliedes. Ich kannte ihn tatsächlich. Sie habe aber ausgesagt, dass ich eine ganz Brave sei, die jeden Morgen pünktlich zur Arbeit gehe. Damit war die Sache für die Polizei wohl erledigt, ich hörte nie wieder etwas.
Es hätte viel schlimmer kommen können.

Das WG-Glück hielt nicht lange an. Nach einem Jahr zog ich mit meinem Freund in eine Hausgemeinschaft nach Lichterfelde, noch einmal ein großer Qualitätssprung, da wir dort nun sogar einen Garten hatten. Nach fünf Jahren mussten wir wieder ausziehen, da der Besitzer Eigenbedarf anmeldete.
Die Suche nach einer neuen geeigneten Wohnung unter ungeheurem Zeitdruck war schwierig, weil mein Freund und ich nicht verheiratet waren. Das machte aber der alten Dame, der das Haus in Wilmersdorf gehörte, nichts aus. Es war ihr einfach egal, da wir ihr, wie sie betonte, sympathisch waren.

Als wir 1976 dort einzogen, war noch immer die gesamte Hausfassade voller Einschussstellen. Da bei starkem Wind nach und nach der Stuck, besonders die kleinen Engelchen, auf die Straße fielen, bekam der neue Hausbesitzer 1980 die Auflage, das Haus von außen zu renovieren.
In dieser sonnigen Stadtwohnung von 1902, 100 Quadratmeter groß, zunächst für 250 DM Miete, mussten wir

ebenfalls alles renovieren, denn sie war völlig verkommen. Alle elektrischen Leitungen waren noch aus der Zeit vor dem Krieg. Zu unserem Glück zog ein Freund mietfrei mit ein, der Elektriker war. Hier lebte ich dann insgesamt 25 Jahre, mit wechselnden Mitbewohnern. Zeitweise hatte ich dort später meine therapeutische Praxis, weil es damals noch möglich war, in der eigenen Wohnung zu praktizieren.
Die Sehnsucht nach einem Garten blieb und ich zog 2005 nach Dahlem in eine Dreizimmerwohnung. Es war endlich wieder eine Wohnung ganz für mich allein, mit einem Garten und einer netten Hausgemeinschaft. Und die Praxis hatte ich im Flur gegenüber.
Hier holte mich noch einmal meine politische Vergangenheit ein: In diesem ehemaligen Wohngemeinschafts-Haus hatte Ulrike Meinhof mit ihren beiden Töchtern gewohnt, bevor sie 1968 in den Untergrund ging.
Als mein Partner wegen seiner Krankheit auf dem Gelände Schönow in Zehlendorf in einem Pflegeheim wohnte, zog ich schließlich im Jahr 2009 ebenfalls dorthin, aber in eine Mietwohnung eines 120 Jahre alten ehemaligen Krankenhauses.

Zwar habe ich damit meinen lange gehegten Traum von einem Mehrgenerationenhaus oder einer Wohngemeinschaft im Alter nicht verwirklicht, aber inzwischen hatte sich dazu auch meine Meinung geändert. Mir ist jetzt die eigene, abgeschlossene und ruhige Wohnung mit Natur um mich herum viel wichtiger geworden.

6

Begegnung mit der Schwarzen Pädagogik – Erste Berufsjahre

Beinahe hätte ich am Ende meiner Ausbildung mein Abschlusszeugnis nicht bekommen. Voraussetzung war das Freischwimmerzeugnis. Das hatte ich aber nicht erworben, da ich gar nicht schwimmen konnte. Aus Mitleid gaben sie mir das Zeugnis dann doch. Und schwimmen lernte ich tatsächlich erst mit 35 Jahren.

Meine Bewerbung für eine Stelle in Berlin bestand aus einem Dreizeiler:

Hiermit bewerbe ich mich zum 1. April
beim Pestalozzi-Fröbel-Haus
als Kindergärtnerin oder Hortnerin.
Das Zeugnis wird nachgereicht.

Innerhalb einer Woche bekam ich die Antwort:

Sie können am 1.4. in unserer Kindertagesstätte am Perelsplatz in Berlin-Friedenau beginnen, 40 Stunden pro Woche, mit einem Gehalt von 350,00 DM.

Es gab keine Aufforderung mich persönlich vorzustellen, aber auch keine weitere Angaben, welche Arbeit mich erwartete.[15] Heute würde die Stellenanzeige für eine Erzieherin ganz anders und viel ausführlicher aussehen, welch ein Unterschied!

Und so kam ich am 30.3.1965 in diese fremde Stadt. Ich ahnte nicht, was mich hier erwartete. Von einem auf den anderen Tag hatte ich allein für eine Gruppe von 25 Erstklässlern zu sorgen. Im Hort mussten die Kinder „Fräulein Hoffmann“ zu mir sagen, ein farbiger Kittel und ein Rock waren Pflicht. Hatte ich Vertretung im Kindergarten, hieß es dagegen „Tante Monika“ und ein weißer Kittel und Rock waren Pflicht …

15 Erst Jahrzehnte später las ich in einem Buch. dass die jungen westdeutschen Arbeitnehmer damals mit ihrer Arbeitskraft das Leben in Berlin erhalten haben. Man brauchte mich also anscheinend ganz dringend. Vgl.: Jenny Schon (Hrsg.): Wo sich Gott und die Welt traf – Westberlin. Zum 50. Jahrestag – 13. August 1961. Zeitzeugen erinnern sich der ersten Jahre nach dem Mauerbau. Geest-Verlag 2011.

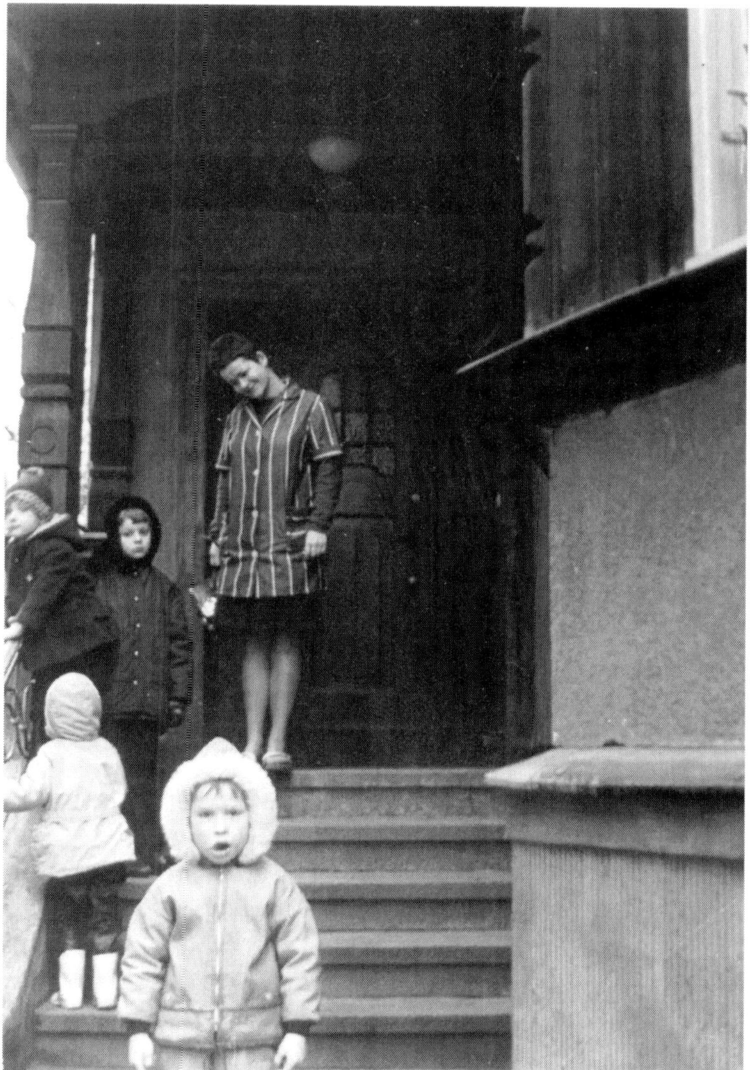

Abbildung 7: Vorschrift: Rock und Kittel

Die Leiterin des Hortes schickte mich im Mai zum Einkaufen nach Tempelhof, ohne Erklärung, wie ich dorthin kommen könnte. Vorher hatte sie mir aber noch eingeschärft: „Aber fahren Sie nicht mit der S-Bahn! Das werden Sie mir nachher noch unterschreiben."[16]
Ich musste einen speziellen Spielzeugladen im Bezirk Tempelhof aufsuchen. Als ich gerade vor dem Laden stand, gab es plötzlich einen schrecklichen Krach. Ein Riesenflugzeug war direkt über mir. Ich dachte, es stürze ab. In Panik wollte ich mich auf den Bürgersteig werfen, als ich feststellte, dass außer mir alle Menschen normal weitergingen und nicht einmal nach oben schauten. Da begann ich allmählich zu verstehen, dass hier wohl nur die Einflugschneise des Flughafens war. Als ich das später im Hort erzählte, lachten alle und ich begriff, dass sie sich mit mir einen makabren Scherz erlaubt hatten. Denn sie alle wussten, dass dieser schreckliche Krach normal war.

Nach drei Monaten bat ich darum, in meinen Ferien wieder an einem Camp *Versöhnung über den Gräbern* teilnehmen zu dürfen. Ich war damals noch brav und ängstlich, und dachte, ich müsse die Leiterin um Erlaubnis fragen. Und prompt kam die Antwort: „Nein, das erlaube ich nicht. Sie müssen die Ferien zu Ihrer Erholung

---

[16] Dieses Verbot verstand ich erst später: Es galt in West-Berlin die Meinung und für Senatsangestellte das Gebot: *Wer mit der S-Bahn fährt, bezahlt Ulbrichts Stacheldraht*, eine Aussage Willy Brandts, denn die S-Bahn gehörte zur DDR.

nutzen." Ich war wütend, aber ich traute mich auch nicht, trotzdem heimlich teilzunehmen.
An diese zwei Jahre in Berlin erinnere ich mich nur mit Grauen. Ich hatte zunächst keine Freunde und keine Partnerschaft. Die Kolleginnen gaben mir keine Möglichkeit, über meine zahlreichen beruflichen Fragen und Probleme mit ihnen zu reden. Das war damals generell noch nicht üblich.
Wollte ich mit den Kindern basteln, was ich zwei Jahre lang gelernt hatte, liefen sie weg. Wollte ich ihnen vorlesen, störten einige. Für den Mittagsschlaf hatte ich die Anordnung bekommen, dass sie auf dem Rücken liegen sollten, die Hände mussten auf der Decke liegen …

Sollte ich mit ihnen Schularbeiten machen und sie verweigerten dies, reagierte ich mit Hilflosigkeit oder auch Gewalt. Ich schrie sie an und verteilte in meiner Ohnmacht Ohrfeigen, wenn sie nicht das taten, was ich von ihnen verlangte. Anschließend empfand ich starke Schuldgefühle und dachte: Ich habe eben keine Begabung für diesen Beruf!
Ich las ihnen, noch völlig unkritisch, die Bücher vor, die ich aus meiner Kindheit kannte, zum Beispiel „Die Schule im Wald", ich kann es heute noch fast auswendig.

> *(…) Der Vater Storch, der Schuldienermann, / strengt sich beim Läuten gewaltig an,*
> *zieht den Glockenstrang, wie nicht gescheit: / Bimbelbimbim. Es ist höchste Zeit!*

Denn wer sich um eine Minute versehn, / muss nachsitzen oder im Eckchen stehn! (…)
Jede Kleinigkeit weiß er ganz genau, / oho der Lehrer Rabe ist schlau,
trägt eine Brille und schwarzen Rock, / wo's nottut, nimmt er auch mal den Stock;
Zupft die Mädels am Schnabel und Ohr, / es kommt aber beides nur selten vor. (…)[17]

Weitere Klassiker waren selbstverständlich üblich, beispielsweise „Hänschen im Blaubeerwald", „Max und Moritz" und „Der Struwwelpeter".
Ich hinterfragte die Werte der Schwarzen, also autoritären, regressiven Pädagogik nicht, der Begriff war damals auch noch gar nicht geprägt.[18]
Ich sang mit den Kindern Kreisspiele aus meiner Kindheit, die jeden Kommentar überflüssig machen:

Kleiner Schelm bist du, / weißt du, was ich tu?
Ich steck dich in den Hafersack / und bind ihn oben zu.
Wenn du dann noch schreist: / „Ach bitte lass mich raus!", dann bind ich ihn noch fester zu / und setz mich oben drauf.

---

17 Zit. nach Holst, Adolf: Die Schule im Wald. Oldenburg 1931, S. 2 und S. 5.

18 Er wurde von der Soziologin Katharina Rutschky mit der Veröffentlichung ihres Buches „Schwarze Pädagogik – Quellen der Naturgeschichte der bürgerlichen Erziehung" im Jahr 1977 entwickelt.

Oder auch:

Wollt ihr wissen, wollt ihr wissen, / wie's die kleinen Mädchen machen?
Püppchen wiegen, Püppchen wiegen, / alles dreht sich herum.
Wollt ihr wissen, wollt ihr wissen, / wie's die kleinen Buben machen?
Peitschen knallen …
Wollt ihr wissen, wollt ihr wissen, / wie's die kleinen Mädchen machen?
Knickschen machen …

Und:

Ich wollt, ich wär ein Lehrer, / dann machte ich so:
einmal hierhin, einmal dahin (Zeigefinger zeigen!), / dann wäre ich froh …

Ich brachte ihnen Abzählverse bei:

1, 2, 3, 4, 5, 6, 7, / eine alte Frau kocht Rüben,
eine alte Frau kocht Speck, / und du bist weg.

Die Kinder wiederum lehrten mich diesen Spruch:

Du sollst Vater und Mutter ehr'n.
Und wenn sie dir hau'n, / sollst du dich wehr'n.

Ich aber verbot ihnen diesen Vers und reagierte zutiefst moralisch: „So dürft ihr über eure Eltern nicht reden!"
„Pippi Langstrumpf" wagte ich ihnen nicht vorzulesen, ich ahnte, dass dieses selbstbewusste Mädchen (noch) nicht hierher gehörte.
Ihre Spiele verstand ich oft nicht. Denn diese waren bereits stark vom Fernsehen geprägt. Ich selbst hatte aber lange Zeit keinen Fernseher. Was sie spielen durften, entschied ich, ich hatte es nicht anders gelernt und die erfahrenen Kindergärtnerinnen machten es ebenso. Es gab zum Beispiel einen Tisch mit Puzzles, einen mit Gesellschaftsspielen wie „Mensch ärgere dich nicht", einen mit Knetmasse oder mit Legeplättchen. Die Kinder mussten mich fragen, ob sie nach einiger Zeit an einen anderen Tisch wechseln durften. Nur ich entschied, wann getuscht, gebastelt oder gesungen wurde, und selbstverständlich war mein Anspruch: Alle Kinder müssen mitmachen.
Klar war auch: Die Jungen bauen mit den Bausteinen, die Mädchen spielen mit dem Puppenhaus.
Die große Ausnahme waren die Faschingsfeste: Wochenlang arbeiteten wir darauf hin, indem wir zum Beispiel Theaterstücke einübten. Alle starren Regeln waren in dieser Zeit aufgehoben und es wurde sich verkleidet, in allen Räumen getanzt, gesungen und aufgeführt.
Wenn ich das heute aufschreibe, bin ich entsetzt, wie ich meine Arbeit damals verstand und wie wenig Ahnung und Achtung ich vor den Persönlichkeiten der Kinder hatte.

In der Hoffnung, meine Unzufriedenheit sowohl mit meiner eigenen pädagogischen Haltung als auch mit den zu großen Kindergruppen durch einen Stellenwechsel lösen zu können, bewarb ich mich 1967 in einem Schulkindergarten in Spandau und bekam die Stelle.
Fünfundzwanzig Kinder hatte ich immer noch, die meisten Probleme blieben. Zwar verhielten sich die Kinder, angehalten durch die Eltern und aufgrund der Tatsache, dass der „Unterricht" in der Schule stattfand, disziplinierter, aber ich wusste immer noch nicht, warum aggressive Kinder aggressiv waren und andere zu schüchtern, mir zu antworten oder mitzumachen. Ich verbuchte das weiter als mein Versagen.
Noch einmal versuchte ich durch einen weiteren Stellenwechsel meine Situation zu verbessern. Wie ich heute weiß, ein häufiges Verhalten bei Erziehern. In einer Vorklasse in der Gropiusstadt in Neukölln hatte ich nun zweimal 25 Kinder pro Vormittag.
Ich war mit meinem Beruf zutiefst unzufrieden und versuchte, durch verschiedene Fortbildungen kompetenter zu werden. Die Themen waren Sprachtrainingsmappen, didaktische Einheiten, Frühleselernmethoden. Ich besuchte einen Montessorikurs, der mich erstmals mit einem klaren pädagogischen Konzept konfrontierte, aber auch neu verunsicherte. Ich hörte, dass Kinder individuelle Persönlichkeiten seien und dass man sie achten und nicht in eine bestimmte Richtung ziehen müsse.
Routine hatte ich inzwischen bekommen und ich wusste, wie ich eine Kindergruppe zur Ruhe bringen konnte und

wie ich Störenfriede – und als solche sah ich schwierige Kinder an – disziplinieren konnte. Aber die Frage, was ich unter Erziehung verstand, wozu ich die Kinder erziehen wollte, wie ich in diesem Beruf zufriedener werden könnte, hatte ich mir in all den Jahren nicht wirklich gestellt. Mir war noch nicht bewusst, dass ich durch meine Art, meinen Charakter, meine eigenen familiären Erfahrungen auf die Kinder einwirkte. Jahrelang hoffte ich vergeblich und mit steigender Frustration auf die Anerkennung durch die Kinder und deren Eltern.

Und dann gab es plötzlich, für mich völlig unvorbereitet, die Konfrontation mit den Ideen der antiautoritären Erziehung. Ich fühlte mich zunächst entlastet, als ich hörte, dass es keinen Sinn habe, die Erziehungspersonen zu verändern, sondern dass zunächst die Gesellschaft verändert werden müsse. Ich versuchte, in der Arbeit sofort bewusst auf autoritäre Maßnahmen zu verzichten und Gewaltlosigkeit und Gleichberechtigung zu praktizieren. Die daraus resultierende Laissez-faire-Erziehung bewirkte aber nur, dass die Kinder begannen, mich zu beherrschen, und ein schreckliches Chaos entstand. Es hatten sich damit die Machtverhältnisse lediglich verkehrt. Die einzige Entlastung in dieser Zeit war, dass ich endlich Kolleginnen fand, mit denen ich offen reden konnte. Diese Solidarität half mir jedoch nur kurzfristig und ich begann zu ahnen, dass ich aus diesem Dilemma nur herauskommen konnte, wenn ich mehr über mich selbst erfuhr.

In dieser Zeit – ich war gerade entschlossen, meinen Wunschberuf ganz aufzugeben – hörte ich den Vortrag eines tiefenpsychologisch orientierten Psychotherapeuten. Dieser wagte es, in der aufgeheizten Stimmung des Republikanischen Clubs zu sagen, dass man Kinder sanft führen, ihnen Grenzen setzen, sie ernst nehmen müsse und sie vor allem nicht zu stark verwöhnen dürfe. Sonst würden sie orientierungslos und bekämen Angst. Erziehung sei eine Kunst, und diese müsse ein Leben lang gelernt werden. Da aber Kinder nicht endlos Zeit hätten, ihren Weg zu finden, brauchten sie Erzieher, die selbst bereits eine intensive psychologische Schulung erfahren hätten. Er berief sich dabei auf Alfred Adler, von dem ich bis dahin nichts gehört hatte.

Ich war über dieses Referat einerseits zutiefst verärgert, andererseits zugleich fasziniert, weil er Gedanken entwickelte, die mir bei dem allgemeinen Erziehungschaos um mich herum einleuchteten.

Ich entschied mich, eine Einzel- und eine Gruppentherapie zu machen und eventuell erst danach meine berufliche Veränderung anzugehen. Ich ahnte nicht, wie extrem sich dadurch mein Leben verändern sollte.

Schon bald merkte ich aber, dass ich trotz gewaltiger Anstrengungen – ich ging viermal in der Woche zu psychologischen Kursen – wieder Lebensfreude und erstmals konkrete Berufsperspektiven entwickelte und gerne lernte. Aber es war und blieb ein mühsamer Weg der Reflexion und der Einübung neuer Verhaltensweisen.

7

Neunzehn-Hundert-Acht-und-Sechzig und die Folgen für mein berufliches Leben

Ich möchte versuchen, die Aspekte über 1968 zusammenzutragen, die für mich bedeutend waren, da sie meine Haltung als Erzieherin und später als Therapeutin maßgeblich beeinflusst haben. Jede und Jeder wird damals individuell andere Erfahrungen gemacht haben, denn *die* Achtundsechziger gab und gibt es nicht.

Die Auswirkungen auf mein Privatleben waren nicht unerheblich, aber das gehört nicht hierher. Die entscheidendsten Erlebnisse verbinde ich mit den zahlreichen Demonstrationen in dieser Zeit. Da ich durch meinen Bruder sehr schnell in studentische Kreise geriet, ging ich mit zu politischen Veranstaltungen, Sit-ins und Kundgebungen. Völlig unreflektiert, hektisch, ahnungslos und ohne theoretische und politische Hintergründe zu kennen, rief auch ich dort:

„Wer hat uns verraten? Sozialdemokraten!
Wer hatte recht? Karl Liebknecht."
„Mao-Tse-Tung!"
„Ho, Ho, Ho Tschi Minh!"
„USA – SA – SS!"

Wenn ich heute darüber nachdenke, kann ich nur beschämt zugeben: Auch ich war damals eine Mitläuferin, ich war naiv, uninformiert und aufgehetzt. Aber ich gebe auch gerne zu: Es hat gleichzeitig viel Spaß gemacht, sich auf diese Weise einer Bewegung zugehörig zu fühlen. Erst viel später verstand ich, dass wir als Nachkriegsgeneration keinerlei Recht hatten, uns über unsere Eltern und Großeltern moralisch zu entrüsten, die in der Nazizeit sowohl aus Unkenntnis als auch aus Angst geschwiegen oder gehandelt hatten. Wie schnell war auch ich bereit mitzumarschieren! Trotz meiner Anti-Gewalt-Haltung von Jugend an, war auch ich jetzt sehr gefährdet, mich dieser gewaltbereiten Bewegung anzuschließen.
Auf dem Internationalen Vietnamkongress in der Technischen Universität im Februar 1968 verstand ich inhaltlich gar nichts, denn die Reden waren so mit Fremdwörtern gespickt, dass sich mir meistens keine Zusammenhänge erschlossen. Am unverständlichsten war mir Rudi Dutschke, der mir mit seinen dogmatischen und hasserfüllten Reden unheimlich war und blieb.

Infolge der Ermordung Benno Ohnesorgs am 2. Juni 1967 trug ich an meiner Jacke eine schwarze Binde. Als ich damit am folgenden Morgen in die Vorschule kam, hat der Schulleiter sofort wütend und ohne weitere Diskussion von mir verlangt, dass ich sie abnehmen müsse. Einige Tage vorher hatte er mir bereits die Mao-Mütze verboten.

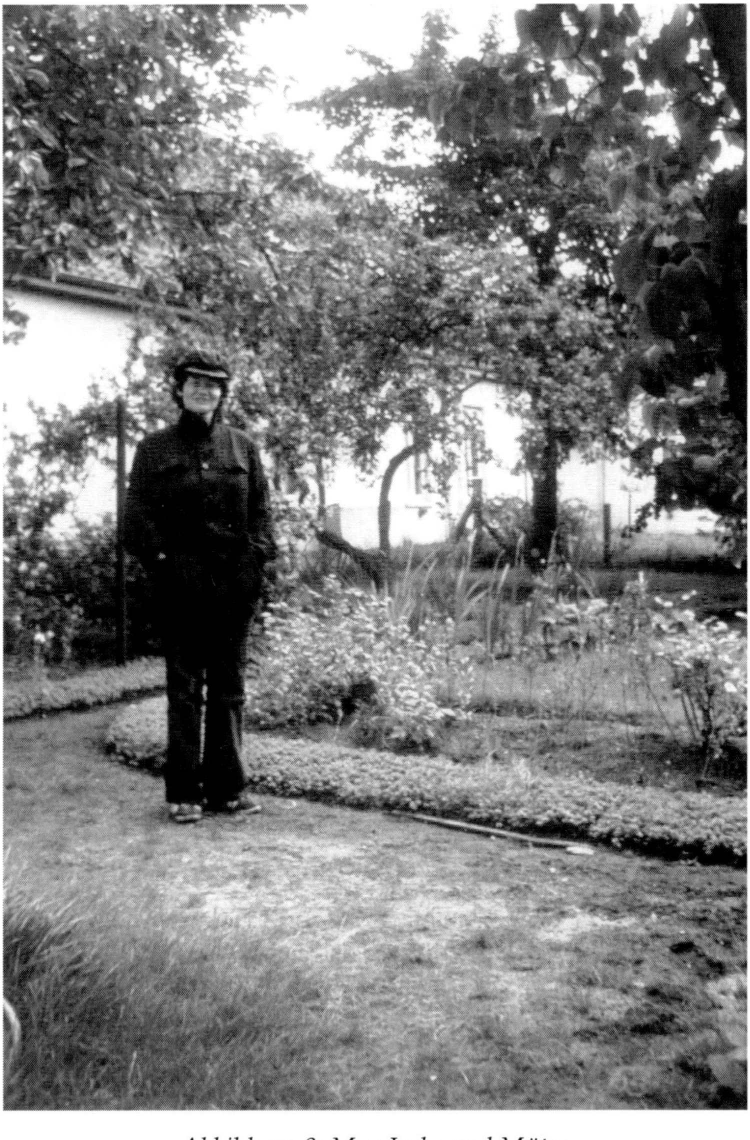

Abbildung 8: Mao-Jacke und Mütze

Als der Aufruf aus der Linken kam, zur Beerdigung mit nach Hannover zu fahren, wagte ich es nicht, ihn um die Erlaubnis zu bitten, einen Tag dafür freizubekommen. Aber noch marschierte ich mit.

„Am 18. Februar demonstrierten in West-Berlin 12.000, die nach landläufiger Meinung Revoluzzer, Rabauken oder Spinner sind. Sie waren für den Vietcong und wahrten Disziplin." schrieb der Spiegel. Und weiter: „Als Antwort auf die Demonstration der Vietnamkriegsgegner wußte die etablierte Macht - Senat, Parteien und Gewerkschaften - kein besseres Argument als eine administrierte Konter-Demonstration. Sie sollte der amerikanischen Schutzmacht beweisen, daß rote Revolutionäre noch nicht die Macht in West-Berlin ergriffen haben. Sie sollte noch einmal den verblichenen Frontstadtgeist beschwören - nun gegen den Feind im Inneren, die radikale Jugend." Auf dieser Gegendemonstration schrie die Menge: „Laßt Bauarbeiter ruhig schaffen - kein Geld für langbehaarte Affen!" und:
„Lyncht ihn, hängt ihn auf!", als sie einen jungen Mann sahen, den sie für Rudi Dutschke hielten.[19]
Es sollen 150.000 Berliner gewesen sein, die dafür von den jeweiligen Senatsstellen dienstfrei bekommen hatten.

[19] Zitiert nach: Der Spiegel 9/1968 vom 26.2.1968.

Aus meinem Tagebuch, 21.02.68

Mit Jörg ging ich auch zum Schöneberger Rathaus. Mensch, waren wir naiv! Plötzlich wurden wir umringt von aggressiven BSR-Männern (Stadtreinigung). Zu erkennen an ihren orangefarbenen Hosen. Sie beschimpften mich sofort als Nutte und meinen Bruder, der lange Haare hatte, schrien sie an: „Geh doch nach drüben! Euch hätten sie früher vergast!"
Ich war vor Angst unfähig mich zu bewegen. Jörg packte mich sofort am Arm, riss mich energisch mit sich fort und durchbrach die Mauer der aggressiven Männer. Es ist nicht übertrieben, wenn ich sage: Ich hatte Todesangst.

Heute verstehe ich diese Auflehnung der Bevölkerung gegen uns Unruhestifter als Antwort auf ihre dramatischen Kriegserfahrungen und ihr jetziges Bedürfnis nach grenzenloser Harmonie.[20]

Am 11.5.1968 saß ich dann mit vielen Gleichgesinnten in Zügen und Bussen, um gegen die Notstandsgesetze (über deren Auswirkungen ich mich erstmals umfassend informierte) zu demonstrieren. Wir wollten uns in Bonn mit 60.000 Menschen zu einem Sternmarsch versammeln.

---

20 Die Angst vor den „Roten", wenige Jahre zuvor noch durch das Hitlerregime geschürt, und die Erlebnisse des Leids durch die Rote Armee noch lebendig vor Augen, wie sollte die West-Berliner Bevölkerung sich da sympathisieren? Diese heftigen Reaktionen können somit aus der noch nicht lange zurückliegenden eigenen Geschichte erklärt werden.

Zu meinem großen Erstaunen hielt unser Zug ausgerechnet in Schwelm, meinem früheren Heimatort. Ich sprang spontan auf den Bahnsteig und rief zu den anderen, die aus den Abteilfenstern heraussahen: „Hier habe ich früher gewohnt!" Jemand reichte mir eine rote Fahne und ich schwenkte sie begeistert, bevor der Zug weiterfuhr.
In Bonn schrien wir Parolen und sangen:

„Kiesinger heißt er, unser Volk bescheißt er!"
„Notstandsväter, Volksvertreter!"

„Maikäfer flieg, / in Vietnam ist Krieg,
Frau'n und Kinder brennen, / nur die Deutschen pennen
mit der CDU, / die SPD dazu."

Schon bald überwogen bei mir sowohl Skepsis als auch Angst vor Gewalt, und darum entschied ich mich, bei der Demonstration für den Rechtsanwalt Horst Mahler nicht mitzudemonstrieren.[21] Stattdessen betreute ich, wie bereits bei der Anti-Schah-Demonstration, die Kinder der Studenten.

---

21 Die sogenannte Schlacht am Tegeler Weg am 4.11.1968 führte sowohl bei den Demonstranten als auch bei der Polizei zu einer nie da gewesenen Radikalisierung.

Die Gewalterfahrungen verarbeitete mein Bruder, der Bildhauer und Maler war, in den nächsten Jahren immer wieder.[22]

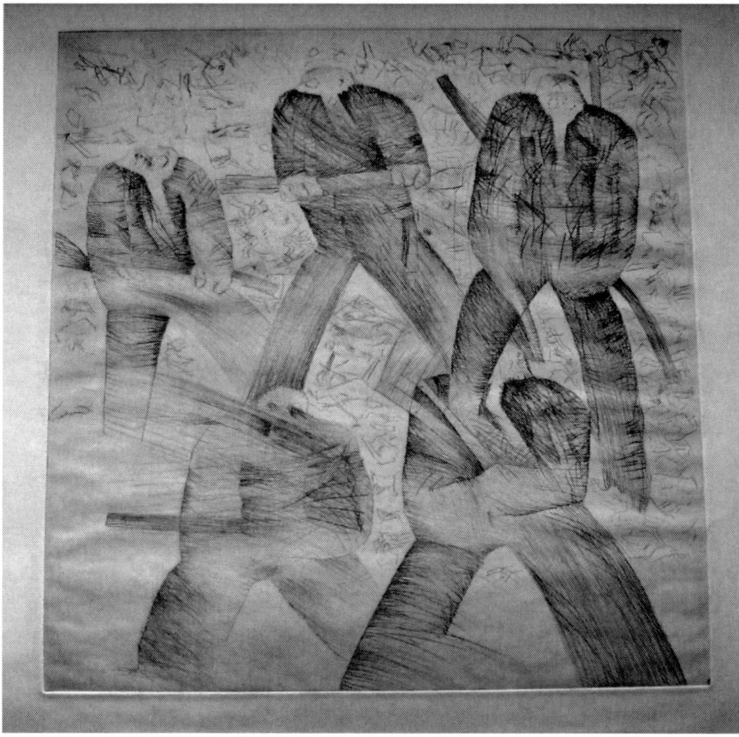

Abbildung 9: Jörg Hoffmann, Polizeigewalt (Radierung), 1968

---

22 Vgl. Monika Hoffmann-Kunz (Hrsg.): Auf der Suche nach dem aufrechten Gang – Jörg Hoffmann 1936 – 1993: Bildhauer und Maler. Eine Retrospektive. Edition Archaea 2009. Ausstellungskatalog.

Viel besser erging es mir bei Veranstaltungen im Republikanischen Club. Gegründet 1967 von Johannes Agnoli, H. M. Enzensberger, Wolfgang Neuss und anderen, wurde er bis 1970 zu einem Treffpunkt für die Außerparlamentarische Opposition (APO). Hier erlebte ich erstmals voller Staunen eine lebendige, aber auch aufgeheizte Gesprächskultur. Sie war mir zuerst völlig fremd, faszinierte mich aber zunehmend. Zunächst nahm ich nur schweigend teil, aber angeregt durch unsere drei Sozialarbeiter-Mitbewohner, gründeten wir beiden WG-Frauen schon bald einen Arbeitskreis der kritischen Kindergärtnerinnen. Ein Ergebnis unserer Aktionen war der „wilde Kitastreik“ 1969.
Parallel besuchte ich viele Treffen der sich gerade bildenden Kinderladenbewegung. Die Themen dort waren neu für mich, da sie alles Gelernte und Praktizierte meines bisherigen Berufslebens auf den Kopf stellten.

Auf diese Umbruchstimmung reagierte ein Professor der Freien Universität, indem er uns Kindergärtnerinnen anbot, gemeinsam mit Studenten ein Theorie-Praxis-Seminar zu gestalten. Das erste Mal wagte ich es, in die Universität zu gehen, obwohl ich zu dieser Zeit noch nicht einmal Abitur hatte. Er bestärkte uns darin, dass wir den ausschließlich theoretisch orientierten Studenten aus unserer praktischen Erfahrung berichten könnten. Ich erinnere mich aber auch, dass wir gegenseitig erhebliche Verständigungsschwierigkeiten und auch Vorurtei-

le hatten. Dieser Professor war es dann, der mich ermunterte, das Abitur zu machen.
Bis zu diesem Zeitpunkt ohne jegliches Wissen über gesellschaftliche Zusammenhänge und ihre Auswirkungen auf die Erziehung, baute ich langsam Kenntnisse auf diesem Gebiet auf.
Meine heimliche Revolte gegen die von mir selbst praktizierte Erziehung war oft noch unreflektiert und vor allem aggressiv. Ich trat mit dem Bewusstsein an: Ich mache alles anders, sprich besser. Und dabei unterliefen mir viele Fehler, die ich aber zunächst nicht wahrnahm.
Meine Antwort auf die totale Verunsicherung im gesamten Erziehungsbereich war die Entscheidung, den Gang durch die Institutionen anzutreten. Ein mühsamerer Weg als das aggressive Schreien auf der Straße, denn er bedeutete, sich bewusst selbst zu verändern. Und darum begann ich eine eigene Therapie.

Ich wurde als Vertreterin der öffentlichen Erziehung in den ersten Kinderladen in Schöneberg zu einem Elternabend eingeladen und versuchte, mein damaliges Wissen an die Eltern und Erzieher weiterzugeben. Ich wurde sehr schnell aggressiv zum Schweigen gebracht. Das Credo dieser Eltern war: Wir müssen den Kindern nur Freiraum lassen, dann haben sie es besser als wir damals in unserer Kindheit. Allein der Begriff Erziehung war für sie schon eine Provokation und damit abzulehnen. Oder anders ausgedrückt: Man wollte antiautoritär sein und damit der eigenen autoritären Erziehung etwas entge-

gensetzen. Dass aber jedes Kind positive Vorbilder braucht, um sich gesund zu entwickeln, war für diese Eltern kein Thema.
Ich will hier nicht die Geschichte der Kinderläden erzählen, dazu gibt es zahlreiche wichtige Texte, zumal es keine einheitlichen Konzepte gab und gibt. Aus meiner heutigen Sicht scheiterte die Kinderladenbewegung an chaotischen und falschen Konzeptionen und an unzureichend ausgebildeten Eltern und Erziehern.

Die Auswirkungen dieser Zeit auf meine weitere Berufstätigkeit waren trotz allem gravierend. Darum werde ich im Folgenden anhand konkreter Beispiele versuchen, meinen veränderten Erziehungsalltag zu beschreiben.
Statt die Kinder wie bisher brav am Tisch puzzeln zu lassen, nachdem ich ihnen die Puzzlespiele hingelegt hatte, durften sie sich jetzt ihre Beschäftigung im Freispiel selbst aussuchen. Sie konnten sich verkleiden, mit Tüchern Buden bauen, mit Wohlstandsmüll Städte und Häuser kleben, Holzstücke aus einer Schreinerei bemalen und zu einer Stadt zusammensetzen. Riesige Kartons, die wir uns aus einem Fernsehladen holten, funktionierten wir zu Häusern um.
Ich ging mit ihnen in die Stadtbücherei und wir liehen uns andere, problemorientierte Bilderbücher aus. Einige meiner neuen Lieblingsbücher waren „Die dumme Augustine“, „Michel aus Lönneberga“, „Oh, wie schön ist Panama“ und „Swimmy“. Märchen waren dagegen sofort tabu, ebenso wie Kreisspiele, da wir sie jetzt als au-

torität, sinnlos und tradierte Rollen fixierend vehement ablehnten.
Ich brachte den Kindern radikale Lieder bei, nachdem ich dafür an einem Wochenende einen Singe-Workshop mitgemacht hatte. Und da ich progressiv sein wollte, sang ich, zum Entsetzen meiner extrem konservativen Kollegin, jetzt mit ihnen Lieder wie „Der Baggerführer Willibald" von Dieter Süverkrüp und „Die Rübe" von Frédéric Vahle. Und natürlich alle Lieder des Grips-Theaters, zum Beispiel:

Doof gebor'n ist keiner, / doof wird man gemacht.
Und wer behauptet: Doof bleibt doof, / der hat nicht nachgedacht. (…)

oder:

Man muss sich nur wehren / Man muss sich nur wehren.
Und auch die Fragen stellen, / die die andern stören! (…)

oder:

Wer sagt, dass Mädchen dümmer sind, (…)
Mädchen sind genau so schlau wie Jungen, / Mädchen sind genau so frech und schnell,
Mädchen haben so viel Mut wie Jungen, / Mädchen haben auch ein dickes Fell. (…)[23]

---

23 Ludwig, Volker, Heymann, Birger u. a.: Die große Grips-Parade (LP). 1973.

Oder ich textete Lieder um und bezog sie auf die jeweilige Kindergruppe. Etwa das Lied „Zehn kleine Negerlein", da das Lied jetzt natürlich auch verboten war, oder „Die Vogelhochzeit". Durch diese Lieder und Verse begann ich, die aktuellen Werte in der Erziehung neu zu reflektieren und die alten in Frage zu stellen.
Für mich ganz persönlich war eine bedeutende Folge dieser Zeit, dass ich zunehmend davon träumte, das Abitur zu machen, um vielleicht, angeregt durch die eigene Therapie, Psychologie studieren zu können. Denn es gab jetzt in Berlin die Möglichkeit des Begabtenabitur.[24] Ohne weiter eine Schule zu absolvieren, konnte ich mir zwei Gutachter suchen, die mir bescheinigen mussten, ob ich für das Abitur geeignet sei.
Der erste, ein etwa 70-jähriger Professor, war der Meinung: „Was soll das bringen, dass Sie jetzt noch als 35-jährige Frau studieren?" Ich konnte ihn nicht überzeugen. Er lehnte es ab, mir ein Gutachten zu erstellen. Ein anderer, progressiver Pädagogik-Professor, war dagegen sehr gerne bereit, mir ein positives Gutachten zu schreiben, ebenso die Schulleiterin einer Grundschule.
Und so machte ich mich neben meiner Kindergartenarbeit in meiner Freizeit daran, mich auf dieses Abitur vorzubereiten. Es wurden von mir sechs Themen u. a. aus den Bereichen Literatur, Politik und Soziologie er-

---

24 Die Zulassung zur Begabtenabiturprüfung unterlag sehr strengen Bedingungen und kam für all diejenigen in Betracht, die nach längerer Berufstätigkeit studienrelevante Kenntnisse sowie Fähigkeiten erlangt hatten.

wartet. Dazu musste ich jeweils sechs Bücher angeben und schriftlich kurze Einführungen erstellen. Weder Sprachkenntnisse noch Mathematik oder Naturwissenschaften waren für dieses Abitur notwendig. Zur Vorbereitung besuchte ich private Arbeitskreise, geleitet von erfahrenen Studenten. Diese musste ich selbst bezahlen. Ohne diese Hilfen hätte ich es nie geschafft. Heute frage ich mich oft, wie ich diese zusätzlichen Nebenkosten mit meinem Halbtagsjob als Erzieherin aufgebracht habe.

Ich stellte sehr schnell zu meinem Erstaunen fest, dass meine frühere Entmutigung sich verändert hatte in eine anhaltende, hohe Motivation, Neues zu lernen. Gesagt habe ich in dieser Phase allerdings noch oft: „Ich kann es versuchen, aber bestimmt werde ich kein gutes Abi machen und gar nicht studieren können." Aber ich sollte mich irren.

Nach anderthalb Jahren Vorbereitungen beantragte ich die Zulassung beim Berliner Schulsenat und bekam drei Prüfer genannt, die ich nie vorher gesehen hatte. Das bedeutete auch: Ich hatte keine Vorzensuren.

Da ich dieses Verfahren mutterseelenallein absolvierte, gab es später leider auch nie ein Abi-Klassentreffen. Darum habe ich andere immer beneidet.

Entgegen meinen eigenen Erwartungen schloss ich mit einer guten Note ab und konnte sogar gleich das Psychologiestudium an der Freien Universität aufnehmen. Ich schrieb mich am Institut 11 ein, begehrt bei den einen, verschrien bei den anderen als linkes Institut.

Da ich aufgrund meines Alters – ich war 35 – kein Stipendium bekam und auch meine alten Eltern nicht bitten konnte, mich zu unterstützen, musste ich während des gesamten Studiums weiter arbeiten. Aber Kindergarten und Studium gleichzeitig zu schaffen, war in dieser Zeit für mich ein sinnvolles Konzept geworden. Locker ausgedrückt: Ich saß das ganze Studium auf der linken Pobacke ab. Heute weiß ich: So wie ich das damals noch bewältigen konnte (1978 – 1983), wäre das Studium heute nicht mehr zu schaffen. Denn ich gebe es hier zu: Ich erschlich mir einige Scheine, da die Seminare zu Zeiten stattfanden, in denen ich Dienst hatte.

Ich war im Studium oft zutiefst entsetzt und empört über den extrem lockeren Umgang der Dozenten mit mir. Sie hatten etwa Sprechstunden zu einer bestimmten Zeit angesetzt, und kam ich dann abgehetzt dorthin, um zum Beispiel meine Vordiplomarbeit mit ihnen zu besprechen, hing nur ein Zettel an der Tür: Fällt heute aus. Oder ich kam ins Seminar und im Seminarraum spielten mehrere kleine Kinder einiger Studentinnen auf dem kalten Fußboden. Als ich es wagte, das zu kritisieren, weil ich es für die Kinder unpassend fand und ich selbst so nicht lernen konnte, wurde ich sofort aggressiv als kinderfeindlich beschimpft. Der Dozent selbst sagte dazu nichts. Diese falsch verstandenen Auswirkungen der 68er Freiheiten waren jetzt auch in der Uni angekommen. Natürlich wusste ich, dass Studentinnen, die damals – es fehlten 20.000 Kitaplätze –, wenn sie ein Kind

hatten, nicht studieren konnten. Gleichzeitig war dieses Mitbringe-Angebot aber für die Kinder nicht angemessen. Eine ruhige Diskussion darüber war nicht möglich.
Geschafft habe ich das Studium durch meine eigene hohe Motivation und durch die Anerkennung und Förderung, besonders durch eine Professorin. Sie ermutigte mich immer wieder, meine Praxis mit der hier angebotenen Theorie zu verknüpfen und damit die noch sehr jungen Studenten zum Reflektieren anzuregen. Ich weiß heute aber auch: Hätte ich mein Psychologiestudium an der Technischen Universität machen müssen, hätte ich vermutlich das Diplom nie geschafft. Dort waren Empirie und Statistik Schwerpunktfächer. Das zu erlernen, wäre mir ohne ein normales Abitur sicher unmöglich gewesen.
Hier gilt wieder meine Erkenntnis: Es hätte auch alles viel schlimmer kommen können.

Inzwischen begann ich, parallel zu Kindergarten und Studium, eine private Kindertherapiepraxis aufzubauen. Außer einem Psychologiestudium waren damals dafür noch keine weiteren Voraussetzungen notwendig. Durch Volkshochschulkurse zu den Themen Erziehung, Partnerschaft und friedliches Zusammenleben suchte ich mir Patienten.
In meiner Kindertherapiepraxis wollte ich Eltern und Kindern helfen, bisher falsch gelaufene Lernbiografien zu verstehen, und sie ermutigen, anders damit umzugehen. Ein schwieriger, aber lohnender Prozess, der von al-

len Beteiligten ungeheuer viel Geduld und Mut erfordert. Meine eigene Lerngeschichte als ehemalige Schulversagerin war mir dabei immer eine große Hilfe.

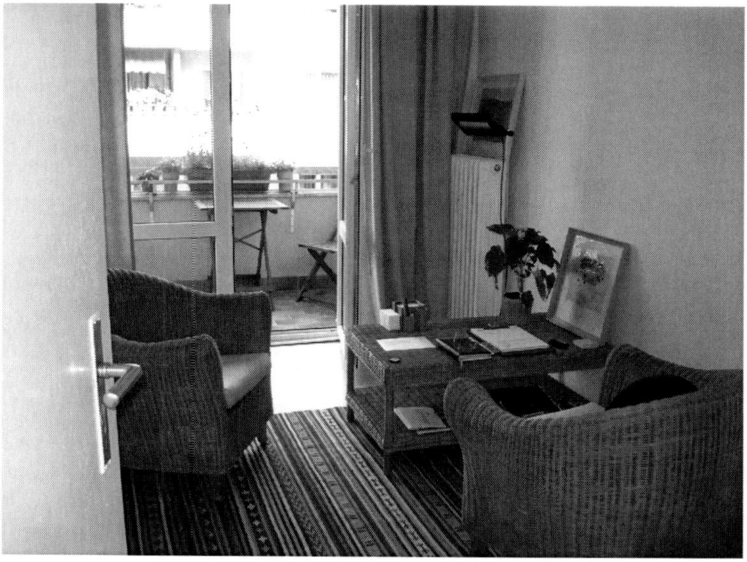

Abbildung 10: Meine Praxis

Beim Schreiben meiner Diplomarbeit über das praktische Modell meines psychologischen Kindergartens stellte ich mit Erstaunen fest, dass ich mich nochmals in diese Arbeit verliebte. Trotzdem, als ich (1991) das Angebot bekam, am Pestalozzi-Fröbel-Haus zu unterrichten, also dort, wo ich 1965 als Hortnerin angefangen hatte, griff ich begeistert zu. Inzwischen hatten meine Rückenschmerzen extrem zugenommen und ich ahnte, dass ich diese Arbeit in naher Zukunft nicht mehr würde

ausführen können. Ich bekam nun stattdessen die einmalige Chance, zunächst Erzieher, später Heilpädagogen zu unterrichten. Meine Motivation war, jetzt meine praktischen Erfahrungen weiterzugeben.
Wieder war mir der aktuelle Zeitgeist gnädig, denn ich brauchte damals dafür noch kein Lehrerstudium, das ist heute ganz undenkbar. Und das war für mich noch eine zweite positive Auswirkung von 1968. Ich bekam allerdings jeweils nur einen Einjahresvertrag, erst mit drei, dann sechs, später mit neun Lehrwochenstunden. Eine frühere Kollegin, eine Beamtin, die in die USA ausgewandert war, blockierte die Stelle sowohl für mich als auch für eine Kollegin. Erst 1995 bekamen wir beide endlich einen festen Vertrag, und ich blieb bis 2006.

Zur Vorstellung ins Pestalozzi-Fröbel-Haus geladen, saß ich mit zwei anderen Kandidaten vor der Tür und kam mit ihnen ins Gespräch. Der eine sagte: „Na, ist doch schon klar, dass Sie die Stelle bekommen, so wie Sie aussehen." Sein Outfit: dreckige Hose, fettige Haare. Der andere meinte: „An dieser Schule haben Sie als Frau sowieso die besseren Chancen."
Bei meiner Vorstellung ist mir dann ein gravierender Fehler unterlaufen. Ich sah einen der vor mir sitzenden zukünftigen Kollegen an und sagte strahlend: „Wir kennen uns aus dem Kinderladen in Lichterfelde." Erst als seine Gesichtszüge erstarrten, merkte ich, diese Offenheit gehörte hier wohl nicht hin. Sie entschieden sich trotzdem für mich. Und er war es dann später, der mir

auf meine vielen Fragen – zum Beispiel: „Wie stellt man Klausurfragen?“ oder: „Wie benotet man sie?“ – sehr hilfreich geantwortet hat. Denn ich hatte weder Vorerfahrungen noch eine Ausbildung als Dozentin.
Der Abschied von meinem Kindergarten fiel mir ungeheuer schwer und ich habe lange getrauert. Hatte ich doch plötzlich keinen Kontakt mehr zu Kindern und ihrer Lebensfreude, Lebendigkeit und Neugier.

Dann arbeitete ich jahrelang parallel in zwei wunderschönen Berufen, die ich beide sehr liebte, die sich beide ergänzten und gleichzeitig verhinderten, dass ich ausbrannte. Denn einerseits jüngere Menschen für den Erzieherberuf zu begeistern und andererseits Menschen aus einer aktuellen Lebenskrise herauszuhelfen – das ist beides schwer, aber gleichzeitig befriedigend. Ich wollte nie nur Lehrerin oder nur Therapeutin sein.

1999 hatten wir Psychologen, nach jahrelangen berufspolitischen Kämpfen, endlich durchsetzen können, dass es ein Psychotherapeutengesetz gab, das uns einerseits verpflichtete, weiter viele Fortbildungen zu absolvieren und andererseits dadurch endlich die Kassenzulassung zu bekommen. So wurde unser Beruf gesetzlich geschützt und wir konnten uns Psychologische Psychotherapeuten nennen.
Wollte ich aber Kindertherapeutin bleiben, hätte dies bedeutet, noch einmal eine zwei- bis dreijährige Ausbildung zu durchlaufen, die mit weiteren hohen Kosten

verbunden gewesen wäre. Ich entschied mich sowohl aus finanziellen als auch aus Zeitgründen dagegen (privat war ich bereits mit der Fürsorge für meinen schwerstbehinderten Partner belastet).

So wurde ich Einzel- und Gruppentherapeutin für Erwachsene. Dafür fühlte ich mich durch die jahrelange Teilnahme an der eigenen Einzel- und Gruppentherapie kompetent ausgebildet.
Wir wurden gezwungen, umfassende Fortbildungen zu machen, um die Kassenzulassung zu erhalten. So entstand für mich eine absurde Situation: Während ich selbst gemeinsam mit Kollegen Vorlesungen im PFH mit dem Thema „Einführung in die Tiefenpsychologie" hielt, musste ich zur gleichen Zeit für viel Geld zu Therapeuten gehen, um bei ihnen private Seminare zu diesem Thema zu besuchen. Das löste bei mir sowohl Ohnmacht als auch Wut aus, aber ich hatte dazu keine Alternative.

Ich arbeitete nach der tiefenpsychologischen Therapie nach Alfred Adler. Sie beinhaltet eine aktive Wechselwirkung zwischen Patient und Therapeut. Adlers Idee, die psychologische Menschenkenntnis als Prophylaxe zu verbreiten, hatte mich seit Beginn meiner eigenen Therapie immer wieder neu begeistert. Adler sagte, dass jeder Lebensweg, jede Fehlentwicklung, jedes Symptom einen Sinn habe und dass jede psychische Erkrankung somit Ausdruck seelischer Not und unbewusster Konflikte sei. Und dass der Mensch eine schöpferische Kraft besitze, sich selbst weiterzuentwickeln, wenn er sich dieser Bedingungen bewusst werde.

Der Therapeut hat in der Zusammenarbeit mit dem Patienten die Aufgabe, durch wohlwollendes Zuhören und Nachfragen immer wieder zu neuer und anderer Aktivität zu ermutigen. Dies ist ein zäher und mühsamer Prozess für beide Seiten.

Es kamen Menschen zu mir in die Praxis, die z. B. bedingt durch Einsamkeit, Trennungen, Berufsprobleme oder Krankheiten in akute Lebenskrisen geraten waren.

Es war für mich bis zum meinem 68. Lebensjahr eine zutiefst befriedigende, gleichzeitig extrem schwierige Arbeit. Sie erforderte eine permanente Reflexion der eigenen Berufsmotivation. In Zusammenarbeit mit Kollegen, in sogenannten Supervisionsgruppen, setzte ich mich sowohl mit bewussten und unbewussten Affekten als auch mit dem eigenen Helfersyndrom und der emotionalen Gefahr der Ansteckung durch die Patienten auseinander.

Ausgleich und Entspannung für diese schöne und auch schwierige Arbeit suchte und fand ich immer durch Kontakt zu Freunden, durch lesen, schreiben und seit vielen Jahren durch singen und Gartenarbeit.

Abschließend kann ich heute sagen: Obwohl ich mich nicht als die typische Achtundsechzigerin bezeichnen kann, hatte ich durch nachfolgende Änderungen in der Gesellschaft zahlreiche Vorteile. Einerseits stabilisierte sich insgesamt mein Selbstbewusstsein, vor allem als

Frau. Ich wurde autonomer, kritischer und offener. Andererseits wurde ich mutiger, neue Möglichkeiten für mich zu suchen und heimliche Visionen umzusetzen. Veränderungen waren jetzt nicht mehr angstbesetzt, sondern mit Freude auf Neues verbunden.

8

Erlebnisse mit meinem privaten Kindergarten

Nach neun Jahren als Hortnerin, Kindergärtnerin und Vorklassenleiterin begann ich 1973 von einem eigenen Kindergarten zu träumen, in dem ich selbst oben wohnen wollte, und unten sollte der Kindergarten sein, natürlich mit Garten. Dies war meine Antwort auf 1968. Ich kündigte in der (naiven) Sicherheit, bald geeignete Kindergartenräume zu finden. Da das aber nicht gelang, wurde ich zunächst vorübergehend Tagesmutter. Dreimal fand ich beinahe mein Traumhaus, aber aus einem Mietvertrag wurde nie etwas, zweimal wegen zu hoher Miete, einmal wegen zu feuchter Wände. Ich wagte es, mich an die damalige Senatorin für Familie, Jugend und Sport, Frau Reichel, zu wenden, und bat sie, mich bei der Suche nach geeigneten Räumen zu unterstützen. Das lehnte sie aber ab.

Durch intensives Literaturstudium suchte ich in dieser Zeit nach bereits praktizierten Modellen, in denen ein Zusammenhang zwischen Kindergarten und Erziehungsberatung hergestellt wurde. Mir war jetzt endlich bewusst geworden, dass Fehlentwicklungen der Kinder bereits im Kindergarten erkannt und auch dort ausgeglichen werden könnten, wenn Eltern und Erzieherinnen zusammen arbeiten und lernen würden.

Nach anderthalb Jahren fand ich endlich nur einen Laden mit drei Räumen, aber immerhin direkt neben einem wunderschönen Park. In dem Laden war vorher ein Schülerladen gewesen. Er war in einem völlig desolaten Zustand: Elektrokabel hingen aus den Wänden, Löcher waren in den Fußboden geschlagen. Man konnte in den Keller sehen, alle Wände waren mit Farben beschmiert. Er war ein beredtes Zeugnis eines antiautoritären Kinderladens. Den Mietern war deshalb gekündigt worden. O-Ton der Sachbearbeiterin vom Senat: „Das schaffen Sie nie, den Laden so herzurichten, dass ich Ihnen die Genehmigung zur Eröffnung Ihres Kindergartens geben werde." Sie sollte sich irren.

Und ich schrieb mein Konzept:

Neben gemeinsamen Aktivitäten wie dem freien Spiel, malen, turnen, singen ... Besuchen von: Theatern, Ausstellungen, Ausflügen in die Natur, sorgen die Kinder einmal pro Woche für ihr Mittagessen und helfen, ihren Kindergarten aufzuräumen.
Eine der wichtigsten Einrichtungen im Tagesablauf stellt der sogenannte Kreis dar. Hier setzen sich täglich Kinder und Erzieherinnen zusammen und besprechen Konflikte, die während des Tages auftauchen, so zum Beispiel:

Warum spielt Claudia nicht mit den anderen Kindern?
Weshalb schlägt Heiner die anderen Kinder?
Warum habe ich heute geschimpft?

Dabei lernen sie, andere Kinder und Erwachsene besser zu verstehen. Heiner versteht, dass dann, wenn er schlägt, die anderen nicht gerne mit ihm spielen, da sie vor ihm Angst bekommen. Die anderen Kinder verstehen, dass Heiner aus Angst vor ihnen schlägt, aber eigentlich mitspielen will. Andere Themen könnten sein: Träume, Angst vor der Schule, Eifersucht auf andere Kinder, Konflikte mit den Eltern, aber auch Festvorbereitungen und schöne gemeinsame Erlebnisse.
Es ist erstaunlich, wie offen bereits drei- bis sechsjährige Kinder bei solchen Gesprächen zuhören und mitreden wollen und können. Diese Gespräche führen zu einer kooperativen Stimmung im Kindergarten.
Die Arbeit im Kindergarten selbst ist jedoch begrenzt. Sie kann den Kindern zwar ein Klima bieten, in dem sie mutiger, kontaktfreudiger, selbstständiger und gesprächsfähiger werden, aber sie leben ja auch in einer anderen Gemeinschaft: der Familie.
Die eigentliche Erziehungsarbeit müssen darum die Eltern leisten. Ihr Vorbildverhalten beeinflusst das Kind in seinem Denken, Handeln und Fühlen.
Zwar wollen die Eltern häufig, dass ihr Kind sich verändert, sie haben zum Beispiel Mühe mit seiner Schüchternheit, seinen Wutanfällen, seinem Mittelpunktstreben. Dabei ist ihnen oft nicht bewusst, dass sie selbst das Kind in eine bestimmte Rolle drängen und das Verhalten damit bestärken. Erziehung ist nicht eine Frage der bewussten Absicht, einer richtigen pädagogischen Konzeption oder eines angelesenen Wissens, sondern wird bestimmt durch die unbewussten Gefühle der Eltern und Erzieher.

Da viele Eltern mit dieser Aufgabe überfordert sind, kann der Kindergarten eine Hilfe sein.
Aus diesem Grund führen wir alle drei Wochen einen Elternabend und einmal im Monat ein Eltern-Einzelgespräch durch. Dabei gehen wir davon aus, dass sich Vater und Mutter für diese Arbeit interessieren.
Dies wird in einem Vertrag schriftlich festgehalten. (…)
Die Elternarbeit geht über die Organisationsebene weit hinaus, darum erledigen wir Erzieherinnen die Finanzen, den Kontakt mit dem Senat ... (ein gravierender Unterschied im Vergleich zu den Kinderläden.)

Bei den Elternabenden werden aktuelle Erziehungsprobleme besprochen. Diese Gespräche dienen dem Austausch, der Aufklärung und Bewusstmachung der eigenen Erziehungshaltung. Unreflektiertes Handeln der Erziehenden kann Auswirkungen haben und damit die Isolierung der Kleinfamilie verstärken. So haben auch die Eltern die Möglichkeit, wie ihre Kinder im Kreis, solidarisch die sonst oft als peinlich empfundenen Probleme zu besprechen.
Die Erzieherinnen werden keine fertigen Ergebnisse vorlegen, keine Erziehungstipps verteilen, sondern die Erkenntnis vermitteln, dass Erziehung eine Kunst ist, die aber gemeinsam erlernt werden kann.
Die gemeinsamen Gespräche sind ein Angebot. Die Bereitschaft, etwas davon anzunehmen, kann nur von den Eltern selbst ausgehen. Da diese Gespräche aufgrund der ungewohnten Situation noch eher allgemein bleiben, kann in den Einzelgesprächen ein intensives Eingehen auf jedes Kind ermöglicht

werden. Dies kann den Eltern helfen, ihr Kind besser zu verstehen. Es wird deutlich werden, dass das Kind mit den Erfahrungen, die es in seiner Familie gemacht hat, an die Außenwelt herantritt und dabei eventuell auf Konflikte stößt. Die Bedürfnisse, die in der Familie erfüllt werden, können in der Kindergruppe nicht immer möglich gemacht werden, und das kann zu Spannungen untereinander und mit der Erzieherin führen.

An diesen Gesprächen nehmen auch die Kinder teil, wenn sie es wollen und so lange sie es wollen. Damit kann ein weiterer Verstehensprozess eingeleitet werden. Der Erzieherin helfen diese Gespräche ebenfalls, die jeweilige Problematik zu verstehen.

Diese enge Form der Zusammenarbeit ist Prophylaxe, denn in jedem Zusammenleben wird es immer Konflikte geben, besonders dann, wenn sie verschwiegen werden. So kann gemeinsam Fehlentwicklungen vorgebeugt werden.

Wenn die Erwachsenen belehren, kommandieren, schweigen, eingreifen, ohne zu erklären, werden Kinder sich verweigern oder vehement fordern. Dann wird das Klima in der Familie und im Kindergarten ein Gegeneinander, aber niemals ein gutes Miteinander sein. Es wird sich Misstrauen, Ablehnung und offener Kampf entwickeln.

Diese intensive Form der Zusammenarbeit ist darum keine Belastung für Eltern, sondern kann insgesamt zu einer Entlastung für die gesamte Familie führen.

Fazit: Erziehung ist lernbar, durch einen gemeinsamen Entwicklungsprozess von Kindern, Eltern und Erzieherinnen.

Da man damals für einen selbst organisierten Kindergarten in Berlin zunächst kein Geld vom Senat bekam, halfen mir beim Renovieren sowohl mein Partner, zahlreiche Freunde als auch zukünftige Kindergarteneltern. Diese konnte ich durch Werbezettel an Bäumen oder Ansprechen auf dem Spielplatz für mein Projekt begeistern.

Es war ein großes Glück, dass es damals noch Sperrmüll gab! Ich kannte bereits eine aktive Mutter, die ihr Kind schon angemeldet hatte. Diese fuhr wochenlang durch die Straßen West-Berlins und sammelte für uns Kinderstühle, Roller, Dreiräder und Puppenwagen. Kindergartentische fand ich zufällig im Keller des Hauses und geschenkt bekam ich einen alten Bollerwagen. Dieser sah tatsächlich genau so aus, wie der in meiner Kindheit.

Nach drei Wochen Renovierung eröffneten wir am 15. März 1974 meinen Kindergarten mit einem schönen Fest und der Zustimmung des Senats.

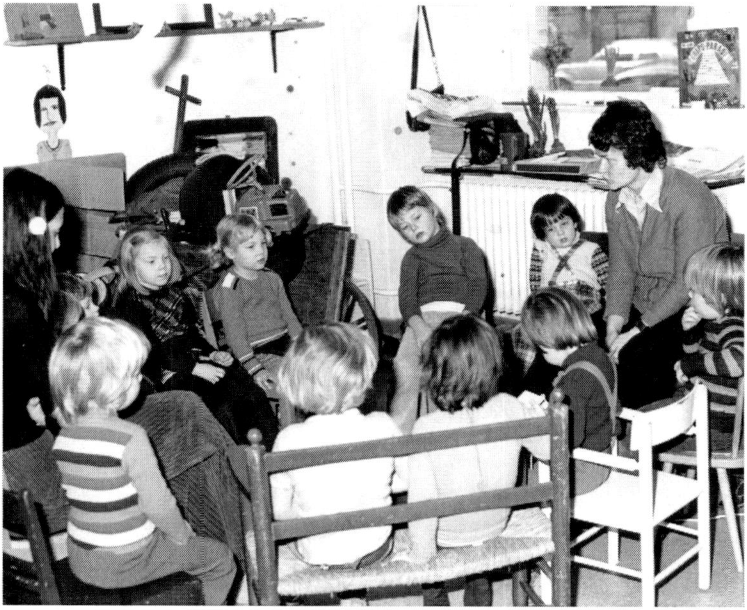

Abbildung 11: Mein Kindergarten, mit Stühlen vom Sperrmüll und Bollerwagen, 1974

Was mich als überzeugte Pazifistin persönlich lange Zeit belastete, war die Tatsache, dass der Kindergarten genau gegenüber dem Berliner Kammergericht lag. Täglich mussten wir, um in den Park zu kommen, daran vorbeigehen. Nach dem Mord an Kammergerichtspräsident von Drenkmann im November 1974 liefen dort jeweils zwei Polizisten mit umgehängten Maschinengewehren auf und ab. Die Kinder hatten sehr schnell das Ritual entwickelt, freundlich auf sie zuzugehen und sie immer wieder zu fragen: „Uns tut ihr aber nix, stimmt's?"

Ich lernte von den Kindern, dass auch ich mich den Tatsachen stellen musste, die ich nicht ändern konnte, obwohl ich sie nicht akzeptierte.

In meinem Tagebuch aus dieser Zeit hielt ich eine seltsame Begegnung fest.
Eines Tages zog über dem Kindergarten (das Haus gehörte dem Senat) eine Familie ein. Für mich völlig überraschend stand einige Tage später ein Mann im Kindergarten, stellte sich nicht vor, sondern forderte sofort rigoros, dass er morgen sein Kind zu uns bringen würde. Ich fragte ihn zunächst nach seinem Namen [25] und versuchte ihm zu erklären, dass dies hier so nicht möglich sei, da einerseits die Kindergruppe bereits voll sei und wir andererseits eine lange Warteliste hätten. Ich bot aber an, ihm bei der Suche nach einem Platz in einem anderen Kindergarten zu helfen, aber jetzt hätte ich keine Zeit mehr, da ich gerade mit 15 Kindern alleine sei und diese mich jetzt brauchten. Er verstand mich nicht, ich ihn aber vermutlich auch nicht und er rauschte grußlos von dannen. Er hat mich nie wieder gegrüßt.

---

25 Wie ich erfuhr, war es der Schriftsteller Thomas Brasch mit seiner Freundin, der Schauspielerin Katharina Thalbach, und deren Tochter Anna Thalbach; in eine zweite Wohnung zog die Lyrikerin Sarah Kirsch mit ihrem Sohn. Sie hatten die DDR verlassen, nachdem sie den Protest gegen die Ausbürgerung Wolf Biermanns mitunterzeichnet hatten.

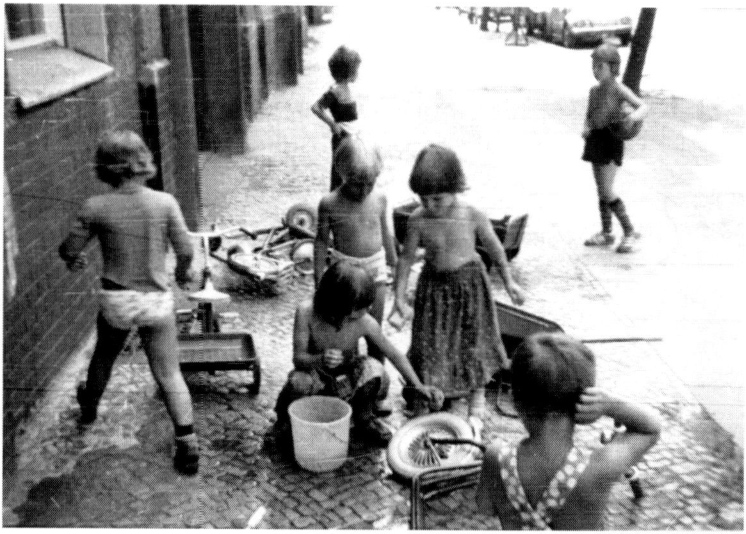

Abbildung 12: Spiel auf dem Bürgersteig vor der Kindergartentür

Aus dem Dezember 1977 hat sich meinem Gedächtnis eine traumatische Erfahrung eingeprägt.
Zwei Tage vor Weihnachten war ich alleine mit den Kindern. Wir sangen gerade Weihnachtslieder und packten Päckchen aus. Da hörte ich plötzlich, wie eine Frau laut um Hilfe schrie. Ich stürzte an die Ladentür und sah sofort: Es war die Erzieherin aus dem Kinderladen, den es drei Häuser weiter gab. Es musste also etwas Entsetzliches passiert sein. Ich entschied sofort: Ich kann nichts anderes tun, als mich um meine Kinder zu kümmern. Ich ging mit ihnen in das Hinterzimmer und versuchte ihnen etwas vorzulesen. Da hörte ich auch schon mehrere Feuerwehren, ihr Standort war in der Nebenstraße. Kurze Zeit später stürzten mehrere Mütter in den Kin-

dergarten. Denn es hatte sich schnell herumgesprochen: In einem Kinderladen in der Witzlebenstraße brennt es! Das Telefon klingelte pausenlos. Weinend fielen wir uns in die Arme, und alle waren zunächst einmal erleichtert, dass es nicht bei uns brannte. Ich erinnere mich gar nicht mehr daran, wie die Kinder auf unsere Panik reagierten. Was war geschehen?

Auch die Erzieherin von nebenan (sie war mit zehn Kindern alleine) hatte im vorderen Raum mit ihrer Gruppe gefeiert. Anschließend hatten sich die Kinder in den drei Räumen verteilt. Als die Erzieherin bemerkte, dass aus dem hinteren Raum Rauchschwaden drangen, versuchte sie die Tür aufzudrücken. Das gelang ihr nicht und sie lief in Panik schreiend auf die Straße.

Fünf Jungen waren nach hinten gegangen und hatten eine Kommode so gegen die Tür geschoben, dass diese gerade unter die Klinke passte und sie damit blockierte. Sie hatten Streichhölzer und kokelten. Es entstand kein offenes Feuer, aber die beiden Styropor-Plastik-Sitzkissen entwickelten tödliche Gase. Die Kinder erstickten.

Als die Feuerwehrleute kamen, versuchten sie vom Hinterhof aus in den Laden zu kommen. Dort waren aber Gitter vor den Fenstern. Sie hatten keine Chance, die Kinder zu retten.

Noch am gleichen Abend trafen sich alle Eltern des Kinderladens mit der Senatorin, Frau Reichel. Sie bot umfassende Hilfe an. Sie kümmerte sich darum, einen Anwalt zu besorgen, der bundesweit bekannt war in der juristischen Vertretung bei Dramen wie diesem, nämlich ver-

letzte Aufsichtspflicht. Denn es war klar, dass die Erzieherin angeklagt werden würde. Sie einigten sich darauf, dass keiner wüsste, wer zufällig die Streichhölzer hatte liegen lassen.
Dieses Erlebnis ist grauenhaft und unvorstellbar. Ich kannte alle Jungen, wir hatten uns täglich auf dem Spielplatz gesehen.

Den Trend der Berichterstattung in allen Zeitungen kann man sich vorstellen: So etwas kann nur in einem Kinderladen passieren ... Was nicht stimmte, auch viele Senatskindergärten hatten Gitter vor den Fenstern. Mein Kindergarten ebenfalls.
Ich rief darum noch am gleichen Tag bei meiner Hausverwaltung an und forderte, dass sofort die Gitter entfernt werden müssten, sonst würde ich den Kindergarten schließen. Die Gitter wurden dann bereits am 26. Dezember entfernt. Außerdem kamen an diesem Tag zwei Feuerwehrmänner und wir mussten sofort alle leicht brennbaren Schaumgummikissen und Matratzen entfernen. Insgesamt wurden sowohl uns als auch allen Berliner Kindergärten neue Auflagen erteilt.[26]
Die Reaktion meiner Kinder auf den Brand war, dass sie sowohl lang anhaltend darüber sprachen als auch dramatische Feuerbilder malten. Rollenspiele über Feuer und Beerdigung waren d a s Thema. Inzwischen hatte

---

26 Jahre später, als ich als Lehrerin Praktikanten in diversen Einrichtungen besuchen musste, stellte ich mit Entsetzen fest, dass diese Auflagen nicht mehr erfüllt wurden.

ich mir bereits so viel Wissen erworben, dass ich verstand, wie wichtig diese Formen kindlicher Traumabewältigung waren. Wie ich selbst damit umging, daran erinnere ich mich dagegen gar nicht mehr.
Eines der überlebenden Mädchen aus dem Kinderladen wurde dann bei uns angemeldet. Sie verkleidete sich zum Fasching jahrelang immer wieder als Feuerwehrfrau.
Im Kindergarten gab es an Geburtstagen keine Kerzen mehr und es herrschte absolutes Rauchverbot (was damals noch nicht selbstverständlich war). Trotzdem fand ich in unseren Räumen tatsächlich dreimal ein Feuerzeug. Selten bin ich so wütend geworden wie in diesem Zusammenhang. Es ließ sich nicht klären, wer es liegen gelassen hatte.
Erst als Schwimmkerzen in Mode kamen, gab es bei Festen wieder Kerzenlicht. Das Feuerzeug dazu war aber immer in meiner Hosentasche und ein Wassereimer stand daneben.

Und dann nahte der Prozess, nochmals für alle eine ungeheure Belastung. Auch ich wurde als Zeugin geladen, um zu versichern, dass ich vermutlich in derselben Situation genauso reagiert hätte. Aber ich musste dann gar nicht mehr aussagen, da der verständnisvolle Richter sich mit dem engagierten Anwalt darauf einigte, die Erzieherin freizusprechen: „Sie haben alle bereits genug gelitten."

Sechs Jahre danach riefen mich die Eltern eines verstorbenen Jungen an und fragten nach einem freien Platz, da sie ihr zweites Kind, inzwischen drei Jahre alt, zu uns bringen wollten. Ich lud sie zunächst ein, in den Kindergarten zu kommen. Es wurde ihnen und mir sofort klar, dass sie ihr Kind nicht bringen konnten. Lag doch unser Kindergarten nur drei Häuser entfernt von ihrem früheren Kinderladen. Sie boten mir an, woanders neue Räume zu suchen. Obwohl dadurch meine alte Hoffnung, einen Kindergarten mit Garten zu bekommen, neu mobilisiert war, wurde nichts daraus.

Kinderreisen

Ab 1970 war es immer üblicher geworden, mit Kindergartenkindern zu verreisen. Dazu fallen mir viele schöne Geschichten ein. Gleichzeitig war mir natürlich auch bewusst, dass so eine Reise sowohl für drei- bis sechsjährige Kinder, aber auch für deren Eltern eine große Herausforderung darstellt. Schaffen sie es, sich für drei, vier Tage und vor allem Nächte voneinander zu trennen? Für Erzieherinnen ist es eine schöne, gleichzeitig riesengroße Verantwortung. Denn es bedeutet, 24 Stunden im Dienst zu sein, ohne Pause. Da braucht es schon ein ungeheures Engagement, um das gut zu überstehen.

Es gab vor der Reise auf den Elternabenden wochenlange Debatten darüber, welches Kind mitfahren wollte, welches eventuell nicht, und wie diese Zeit für die Erzieherinnen entweder finanziell oder mit freien Tagen

ausgeglichen werden könnte. Oft gab es bereits deswegen angespannte Stimmungen zwischen Eltern und Erzieherinnen, vor allem über die unterschiedlichen Sichtweisen, was man den jeweiligen Kindern zumuten konnte.
Hierzu das Beispiel eines vierjährigen Jungen, der zu Hause erzählte, er wolle nicht mitfahren, da er befürchte, dass er auf der Kinderreise nackt duschen müsse und wir ihm bestimmt nicht erlauben würden, eine Badehose anzuziehen. Er befürchtete außerdem, dass er von uns gezwungen werden könnte, Butter auf sein Brot zu schmieren. Zum Glück kam die Mutter gleich zu mir und berichtete von seinen Ängsten, von denen ich noch nichts wusste. Wir verabredeten ein gemeinsames Gespräch, und nachdem er mir auch davon erzählt hatte, versprach ich ihm, dass er beides selbst entscheiden könne. Er glaubte mir und konnte dann beruhigt mitfahren. Tatsächlich, am ersten Morgen duschte er noch mit Badehose. Aber nachdem er die anderen genau beobachtet hatte, duschte er am nächsten Morgen auch nackt. Seine Stulle aß er, wie zu Hause, ohne Butter.

Zu DDR-Zeiten fuhren wir jeweils einmal im Jahr für drei bis sechs Tage nach Westdeutschland, zum Beispiel auf einen Bauernhof, an die Nordsee oder in eine alte Dorfschule. Der intensive, aber ungewohnte Kontakt mit der Natur führte bei den Kindern, die zum ersten Mal dabei waren, zu großer Verunsicherung und zum Beispiel zu einem Kommentar wie: „Mir ist so langweilig“

oder: „Wo ist denn hier die Rolltreppe?“ Ich konnte aber immer darauf vertrauen, dass die Kinder, die bereits eine Reise mit uns gemacht hatten, sie mit ihren Ideen anstecken würden. Und so fingen auch die Neulinge bald an, aus Borke Schiffe zu schnitzen, mit Ästen Buden zu bauen, Futter für die Tiere zu sammeln oder zu schneiden. Erschöpft, aber glücklich fielen wir in die Betten und Heimweh kam nur selten auf. Eigentlich nur dann, wenn Post von zu Hause kam.

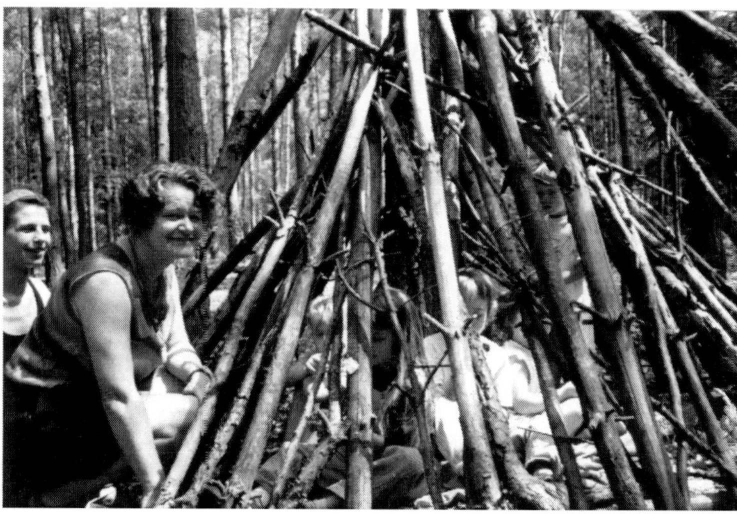

Abbildung 13: Ein Tipizelt aus Holzstangen

Da die meisten Kinder das Reisen mit den Eltern nur im Auto oder Flugzeug kannten, waren unsere Reisen mit Bus oder Zug für sie sehr aufregend. Einmal malten wir vorher für jedes Kuscheltier einen Ausweis und baten die Vopos im Zug diese abzustempeln. Ich hatte starke Bedenken, ob wir das wagen könnten. Aber diese Vopos waren sehr freundlich, klappten ihren „Bauchtisch" auf und stempelten tatsächlich jeden Ausweis geduldig ab. Zum Lob sangen ihnen die Kinder spontan unser aktuelles Lieblingslied vom Sonderzug nach Pankow. Mir blieb fast das Herz stehen, aber die Vopos nahmen es mit Humor. Glück gehabt, es hätte auch anders ausgehen können …

Die anschließende Erfahrung machte ich nach einer eintägigen Zugfahrt nach Helmstedt. Es war dieses Mal nur ein Tag geplant, da wir zu der Zeit mehrere Dreijährige hatten, die noch nicht auswärts übernachten wollten. Am Bahnhof Zoo kam es, trotz längerer Vorbereitungen, bei einem Kind und der Mutter zu Tränen, und das Kind entschloss sich dann doch, mit der Mutter wieder nach Hause zu fahren.
In Helmstedt stiegen wir in mehrere vorbestellte Taxen und ließen uns in den Wald fahren, an eine wunderschöne Stelle mit einem Teich und einem Bach. Das Wetter machte mit und wir erlebten einen einmaligen Naturtag mit selbst geschnitzten Borkenschiffen, Picknick, Bachumleitung und Kaulquappen keschern. Ich wusste natürlich, dass dies nicht okay war, aber für die armen Berliner Kinder, die dies vermutlich nie erlebt hatten, nahm ich diese Sünde auf mich. Einige Kaulquappen wurden tatsächlich Frösche, die wir dann in einem Berliner Teich aussetzten.

Ein Kind flog am nächsten Tag mit seinen Eltern nach Mallorca. Als sie nach drei Wochen wiederkamen, schimpfte die Mutter mit mir: „Du hast uns die Ferien verdorben, denn tagelang weinte unser Kind, weil es dort nur Sand und Strand gab, aber keine Kindergartenfreunde. Sie maulte immer wieder: ‚Mir ist so langweilig, ich will nach Helmstedt!'" Wir einigten uns dann mit den Eltern darauf, bei unserem nächsten Gespräch ein anderes Ferienkonzept zu entwickeln. Ich weiß heute nur noch, dass sie tatsächlich auf der nächsten Reise sowohl ein zweites Kind mitnahmen als auch auf einen Bauernhof fuhren. Und der darauffolgende Urlaub konnte dann sogar wieder einmal ein Paarurlaub sein. Ein großer Vorteil für alle.
Natürlich ist nicht jeder bereit, so einen neuen Vorschlag anzunehmen und sogar umzusetzen.
Wie gut es tun kann, für Vorschläge offen zu sein und sie sogar anzunehmen, zeigt auch die folgende Geschichte.

Fünfundzwanzig Jahre nachdem eine Familie in meinem Kindergarten gewesen war, traf ich die Eltern von zwei Jungen, inzwischen 30 und 32 Jahre alt, zufällig im Theater. Die Mutter zu ihrem Mann: „Wenn Monika nicht gewesen wäre, wären wir heute bestimmt nicht mehr zusammen. Sie hat mich in all den Jahren immer wieder ermutigt, ohne euch einmal im Jahr mit anderen Frauen eine Woche lang einen Urlaub zu machen. Dass ich das durfte, ohne Schuldgefühle, war für mich der Durchbruch bzw. die dringend notwendige Erholung. Mache ich ja heute immer noch." Der Mann reagierte fassungslos: „Das hast du mir ja noch nie gesagt."

Diese Arbeit blieb fast zwanzig Jahre mein „Kind". Ich war davon anhaltend begeistert, hatte ich mir jetzt doch meine Bedingungen geschaffen. Ich konnte mir selbst meine Kollegin, meine Praktikanten und die Eltern aussuchen, d. h. ich nahm die, die bereit waren, sich auf mein Konzept einzulassen.[27]
Hier muss ich anfügen: Dieses Modell eines psychologischen Kindergartens gibt es schon lange nicht mehr. Es war mir damals nicht genügend bewusst, dass es ein wegweisendes Pilot-Projekt hätte sein können und damit ein Vorbild für andere Erzieherinnen.
Ich habe es versäumt, andere Erzieherinnen für dieses Praxismodell zu begeistern und diese weiterzubilden. In der Hoffnung, dass sie darüber hinaus eigene innovative Ideen entwickelt hätten.

Mein eigenes berufliches Weiterkommen, also Studium, Praxisaufbau und Dozententätigkeit, war mir zum damaligen Zeitpunkt wichtiger geworden.

Aus der heutigen Distanz sage ich mit Bedauern: schade, da die anhaltenden, zahlreichen und umfassenden Er-

---

27 Viele Beispiele aus dem täglichen Miteinander in meiner Kita habe ich ausführlich in meinem Buch „Zusammenleben im Kindergarten" beschrieben.

kenntnisse der aktuellen Psychologie und Pädagogik dringend innovativer und vielschichtiger Konzepte bedürfen.

Ein klares Konzept mit der Aufforderung zu lebenslangem Weiterlernen wäre somit ein Gegenkonzept zum ständig zunehmenden Burnout-Syndrom, das besonders in diesem schwierigen und gleichzeitig wunderschönen Beruf sehr verbreitet ist.

Teil III

Nun aber sollte sich auch der dritte Traum der Tochter erfüllen, den sie nie auch nur einer Menschenseele verraten hatte.
Eines Tages trat eine böse Fee auf sie zu, verwandelte den Wunsch der guten Fee und sagte: „Du wirst noch einen Mann kennen und lieben lernen, aber er wird bald in einen tiefen Schlaf fallen und trotz deiner Küsse und Liebe nie wieder ganz erwachen. Denn es gibt im ganzen Land noch kein Mittel gegen diese Krankheit. Glaube nur nicht, dass es so sein wird wie bei einem anderen Mädchen, das nach einem tiefen Schlaf den Apfel ausspuckte und durch einen Kuss wieder erwachte! Dein Mann wird in eine geheimnisvolle Welt eintauchen, die nur ihm allein zugänglich ist und zu dem auch du keinen Schlüssel haben wirst. Aber ich schenke dir eine Gabe: Du wirst bis ans Ende seiner Tage hoffen können, dass du doch eines schönen Tages seine Welt verstehen wirst."

Über eine Zeit geschah es nun, dass sie von weiter Ferne einen wundersamen Mann erspähte, ohne dass er dies wahrnahm. Und eines schönen Tages sahen sie sich von Nahem, und sie erkannten einander und waren sich gut.
Die Weissagungen der bösen Fee erfüllten sich aber schon zu bald und der Mann verfiel in einen tiefen Schlaf. Niemand

wusste ein Mittel, das dem Mann das ganze Leben wiedergeben konnte, und sie fragte sich immer wieder: Warum wurden er und auch ich nur so hart gestraft?
Sie hatte lange Zeit die Hoffnung, dass ihm eines Tages ein giftiges Apfelstück aus dem Munde herausfahren würde und er sich wieder unverdrossen auf den Heimweg machen könnte. Aber das sollte nie geschehen.
Da sie also weder einen Zauberstab hatte, der ihr jeden Wunsch erfüllte, noch ein Wollknäuel, welches ihr den Weg wies, saß nun die arme Frau und wusste um ihr Leben keinen Rat. Und es ward ihr so Angst, dass sie sich nicht zu fassen wusste. Ihre Angst wurde immer größer, dass sie endlich zu weinen anfing. Es tat ihr so weh, dass es ihr fast das Herz abstieß. Sie beschloss immer wieder geduldig, ihn zu erlösen, aber es gelang nur selten, seine Tür einen Spalt weit zu öffnen.
Oft hoffte sie noch, dass er nur tagsüber tot sei, des Nachts aber lebendig. Und obwohl sie wach blieb, um dies zu beobachten, schlief sie selbst doch immer wieder ein, da sie die Gabe hatte, tief und viel schlafen zu können. So erfuhr sie niemals, ob sich ihre Hoffnung nachts erfüllte.
Sie dachte, er lebe in einem Schlaraffenland, in dem alle Menschen nur lieb und freundlich zu ihm seien, das Essen in seinen geöffneten Mund fliege und ihm wunderschöne Träume erschienen. Wogegen sie viel Plackerei hatte.
Aber es gab in dieser Zeit für die Frau einige Wunder, die andere Menschen nicht erleben dürfen. Sie hatte viele Freunde,

die ihr anhaltend zur Seite standen und ohne die sie kläglich umgekommen wäre. Diese sagten ihr oft: „Wenn wir zusammen sind, sollten wir wohl durch die ganze Welt kommen."
In diesen Tagen, als das Wünschen noch geholfen hat, hatte sie auf wundersame Weise mehrere Söhne, Töchter und Enkel. Sie genoss es sehr und freute sich an ihnen.
Eines schönen Tages segelte der Mann dann uns voran aus dieser Welt, und des war sie nun auch zufrieden.
Und obwohl ihr die Augen trüber und der Arm lahm wurde und zitterte, beschloss sie auch dieses Leben weiter zu genießen.

Die Zeit unseres Zusammenseins ist also noch nicht um. Und so lasst uns denn ungesäumt gemeinsam unseres Weges ziehen.

9

Ein Schicksalsschlag – Koma und Wachkoma meines Partners

Mein Partner erlitt 1996, nach nur anderthalb Jahren Verliebtheit, durch einen Autounfall schwere Kopfverletzungen, er hatte ein Schädel-Hirn-Trauma. Er bekam sofort eine Tracheal-Kanüle, eine Magensonde und einen Blasenkatheter. Aber er war nie an Maschinen angeschlossen. Sein Zustand führte vier Monate zum Koma und danach sechzehn Jahre zum sogenannten Wachkoma, einem minimalen Bewusstseinszustand. Die Definitionen sind nicht einheitlich.
Später kam mir einmal der Gedanke: Wenn ich am Tag des Unfalles ebenfalls im Auto gesessen hätte, mein Leben wäre auf der Avus beendet gewesen. Hätte also alles viel schlimmer kommen können?

Ich habe meinen Partner bis zu seinem Tod im Mai 2012 immer intensiv begleitet, sowohl in der Reha in Beelitz als auch in einer Pflegeeinrichtung – mit Fahrzeiten für mich von jeweils ein bis zwei Stunden – in einer speziellen Wachkomastation und bei jedem der insgesamt dreißig Krankenhausaufenthalte.
Diese Jahre habe ich in meinem Buch „Koma, eine Geschichte vom Überleben" ausführlich beschrieben. Das Schreiben hat mir sehr geholfen, dieses Drama zu überstehen. Ich werde darum hier nur die Erkenntnisse hin-

zufügen, die ich im Buch noch nicht thematisiert habe, da ich damals, als das Buch herauskam, vieles Wissen noch gar nicht hatte.
Erst jetzt, beim Schreiben dieses Textes, wird mir bewusst, dass ich in den Jahren seiner Begleitung mein bisheriges Lebensritual vernachlässigt hatte, mir durch Vorbildsuche kontinuierliche Unterstützung zu holen. Zwar las ich jeden Erfahrungsbericht von anderen Angehörigen zum Thema Wachkoma. Die tatsächliche Hilfe aber war für mich das Schreiben meiner Erfahrungen, d. h. mein Selbstgespräch. Dass daraus sogar ein Buch werden sollte, ahnte ich zunächst aber nicht.
Sein Schweigen, seine schwerste Depression und sein unerklärlicher Bewusstseinszustand waren sowohl für ihn selbst als auch für mich eine traumatische Erfahrung und eine extreme Dauerbelastung. Was er tatsächlich wahrnahm, erschloss sich mir trotz intensivster Beobachtung oft nicht.[28]

Seit einigen Jahren hat die Gehirnforschung enorme Fortschritte gemacht, besonders auch durch neue bildgebende Verfahren. Diese Erkenntnisse erschlossen sich

---

28 Heute wird in der medizinischen/psychologischen Fachwelt diskutiert, dass auch die Menschen ein schweres Trauma erleiden, die ihren bisher gesunden Angehörigen urplötzlich reglos und gar nicht oder kaum ansprechbar vor sich liegen sehen. Solche Erfahrungen erschüttern auch sie in ihren Grundfesten. Da Verdrängung nicht funktioniert und sie täglich neu mit diesem Drama konfrontiert werden, brauchen sie selbst sowohl empathische Zuhörer, z. B. in einer Selbsthilfegruppe, als auch professionelle Hilfe, um nicht an einer Depression zu erkranken.

mir sowohl durch intensive Internetrecherchen, aber auch durch einige Kongresse der Hannelore-Kohl-Stiftung, die für diesen Bereich Unglaubliches leistet, ebenso wie durch den Selbsthilfeverband Schädel-Hirnpatienten in Not e.V.
Ich konnte darum zum Beispiel die Krankenkasse davon überzeugen, dass sich mein Partner dringend bewegen müsse, was er ja alleine nicht konnte. Die aktuelle Forschung hat herausgefunden, dass sich durch Bewegung neue Gehirnzellen entwickeln können.

Er bekam ein Motomed, ein spezielles Standfahrrad.

Es ist so konstruiert, dass per Strom auf einer Seite das Pedal bewegt und unabhängig davon die andere, gesunde Seite vom Patienten selbst getreten werden kann. Dieses Angebot nahm er sofort an und wirkte dadurch wacher und zufriedener, sein Blick wurde wieder zielgerichteter.

Die Musikforschung behauptete in dieser Zeit nach Beobachtungen an Demenzkranken, dass Musik Glückshormone freisetzen und alte Erinnerungen mobilisieren könne. Darum sang ich ihm oft sowohl seine Kinderlieder als auch Lieder in anderen Sprachen vor. Mehrfach weinte er dabei. Seine Mimik zeigte dann oft eine emotionale Beteiligung und es führte fast immer dazu, dass er aus seinem „Nirwana“ erwachte, die Augen öffnete und mich klar ansah. Wichtig war zusätzlich ein intensiver

Körperkontakt, dieser steigerte deutlich seine Wahrnehmung.

Obwohl ich leider nie ein Instrument zu spielen gelernt hatte, erfuhr ich für mich selbst in dieser Zeit, dass Musiktherapie eine tiefe emotionale Wirkung bei mir hatte. Die nonverbalen, unstrukturierten Klänge und Vibrationen, erzeugt durch Klangschalen, Trommeln oder einen Gong, waren für uns beide sowohl Aggressionsabbau als auch Entspannung.

Ich frage mich heute oft, wie ich diese Belastungen kräftemäßig und zeitlich durchgestanden habe, ohne krank zu werden. Ich arbeitete in der Schule und in meiner Praxis. Das intensive Arbeiten und diese völlig andere Welt parallel leben zu müssen, war für mich in all den Jahren offenbar immer eine gelungene Kompensation.

Seit September 2002 lebte mein Partner in einem Einzelzimmer in einer speziellen Wachkoma-Station auf dem Gelände Schönow in Berlin-Zehlendorf. Eine Neuerung, die es jetzt endlich auch in Berlin gab. Ich entschied mich für diese Einrichtung, weil sie nur 20 Minuten mit dem Rad von meiner Wohnung entfernt war. Und weil das Gelände in einem wunderschönen alten Park lag, mit einem Streichelzoo und einem angrenzenden Wald. Der Hauptgrund, ihn dorthin zu verlegen, war aber das Interesse des dortigen Pflegepersonals an seinem und sogar meinem Leben, schon bei unserem ersten Kontakt. Sie

fragten nach seinen Vorlieben, Eigenheiten und Bedürfnissen. Ich konnte seine Bilder, Bücher, CDs und sein Vogelhäuschen selbstverständlich mitbringen.
Mein Wunsch, für ihn den Fernseher nur gezielt anzustellen, wurde beim Aufnahmegespräch sofort akzeptiert. Ebenso meine Idee, ihnen das aktuelle Fernsehprogramm hinzulegen und dort jeweils „seine" Sendungen anzustreichen.

Später beobachtete ich zunehmend, dass er vor dem Fernseher die Augen schloss oder anhaltend den Kopf senkte. Ich vermutete, dass er die rasche Bildfolge nicht mehr verarbeiten konnte. Ich legte ihm jetzt Foto- und Kunstbücher hin, die ihn früher interessiert hatten. Dabei war mir natürlich bewusst, dass die Schwestern und Pfleger aufgrund ihrer hohen Belastungen nicht immer wieder die Seiten umdrehen konnten.

Da ich das Gefühl hatte, dass er noch mehr Anregungen für seinen Kopf brauchte, setzte ich ihn zunächst, wenn er bei mir zu Hause war, vor meinen Laptop. Ich zeigte ihm Fotos von unserer einzigen Reise oder von Berlin. Er nahm auch dieses Angebot sofort an und konnte gezielt und bis zu einer Stunde hinschauen.

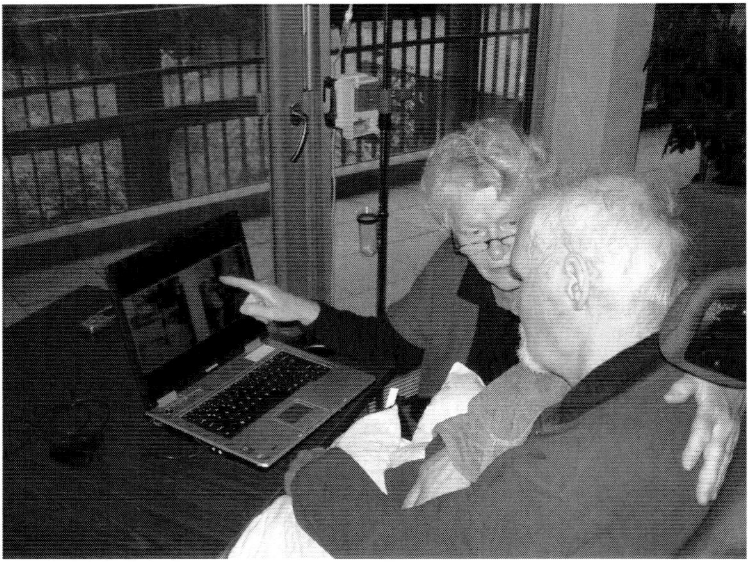

Abbildung 14: Zweisamkeit

Ich stellte dann aber bei mir selbst sehr bald Ungeduld und Ermüdungserscheinungen fest, weil ich daneben sitzen musste, um das nächste Bild anzuklicken. Ich war für ihn oft viel zu schnell. Darum kaufte ich einen zweiten Laptop. Diesen befestigten wir auf einem Tisch mit Rollen, damit er jeweils auch zu den anderen Bewohnern gefahren werden konnte. Meine Idee, auch andere Angehörige dafür zu begeistern, ging leider nicht auf.
Ich erstellte in Excel zahlreiche Ordner mit jeweils etwa zwanzig Fotos zu seinen Lieblingsthemen, beispielsweise: berühmte Menschen, Städte, die er besucht hatte, Kunst- und Naturbilder. Der Bildwechsel erfolgte nach zwei Minuten. Das bedeutete für mich: Ich musste jetzt

nicht mehr gelangweilt daneben sitzen, sondern konnte sogar Klausuren oder Gutachten korrigieren. Und er konnte sich jetzt in Ruhe und ohne fremde Hilfe die Fotos ansehen. Waren diese zu Ende und es stellte ihm keiner den Laptop aus, begann der Durchlauf von vorne. Dabei beobachtete ich, dass er den Kopf senkte, vermutlich dann, wenn es ihn ermüdete.

Das unendliche Auf und Ab seines Lebens zu beschreiben und was es mit mir machte, möchte ich hier nicht noch einmal vertiefen. Eines weiß ich aber ganz sicher: Ohne die liebevolle und professionelle Pflege der Schwestern und Pfleger und der anhaltend guten Betreuung aller Therapeuten, wären seine letzten zehn Jahre dramatischer verlaufen. Alle sorgten immer dafür, dass ihm bis zuletzt eine gewisse Lebensqualität erhalten werden konnte.

Dass er in den letzten drei Wochen seines Lebens nicht ins Krankenhaus abgeschoben wurde, war für mich ein großes Geschenk, und dafür bin ich unendlich dankbar. Somit konnte ich bis zuletzt Tag und Nacht bei ihm sein. Dass dies auch für ihn völlig stressfrei war, erkannten wir daran, dass er keinerlei Panik zeigte, wie sonst früher oft bei Krankenhausaufenthalten.
Er hörte mir aufmerksam zu, sah mich zielgerichtet an, wenn ich ihm vorschlug: „Setz dich in dein Segelboot und fahr auf die Ostsee. Du weißt, ich komm nicht mit, denn ich kann nicht segeln, aber ich winke dir nach.“

Dazu legte ich ihm seine Lieblings-CD mit Meeresrauschen auf.
Jorgos Canacakis war für mich in dieser Zeit mit seinen einfühlsamen Büchern das Vorbild, wie auch ich lernen konnte, mit meiner Trauer umzugehen.

In der Summe meines Berufslebens in vier verschiedenen Berufen, der aktiven 16-jährigen Begleitung meines Partners und den damit verbundenen vielseitigen Lebensdramen für mich, hatte ich in all den Jahren der Pflege die Fähigkeit gehabt, den jeweiligen Ist-Zustand zu akzeptieren. Mich begleitete immer ein Ausspruch von Margarete Steiff: „Es bringt nichts, dem anderen Leben nachzulaufen."

Schließlich zog ich vor sieben Jahren selbst auf das Gelände Schönow, dorthin, wo er bereits lebte, um für mich Stress abzubauen.
Ich mietete dort eine wunderschöne kleine Zweizimmerwohnung mit Sonnenbalkon in einem 120 Jahre alten, modernisierten und barrierefreien ehemaligen Krankenhaus. Das sollte sich noch als ein großes Glück herausstellen.

10

Ein zweiter Schicksalsschlag – Mein Schlaganfall

Ich freute mich, nach dem Ausstieg aus dem Berufsleben und dem Tod meines Partners auf mein neues Leben im (Un-)Ruhestand. Ich hatte dafür viele Pläne, vor allem wollte ich reisen, zum Beispiel nach Venedig, Lissabon, Cornwall und Frankreich, an die Ost- und Nordsee. Ich freute mich auf ein unabhängiges und lebensfrohes Dasein, ohne Verpflichtungen wie tägliche Besuche im Pflegeheim, aber mit anregenden Treffen mit Verwandten und Freunden, Museums- und Theaterbesuchen. Ich übernahm Ehrenämter wie die Gestaltung eines Kulturcafés auf dem Schönower Gelände und engagierte mich in der Gartengruppe eines Mehrgenerationenhauses. Ich fantasierte mich am Laptop sitzend und ohne Zeitdruck noch einmal ein Buch schreibend.

Und dann hatte ich selbst im September 2012, vier Monate nach dem Tod meines Partners, einen Schlaganfall. Am 27.09.12 rutschte ich vor meiner Haustür aus, als ich die Zeitung holen wollte.[29] Ich habe keine Erinnerung daran, dass ich eine halbe Stunde im Regen vor der Tür gelegen habe. Danach muss ich selbst die Haustür auf-

[29] Die zahlreichen Sprünge im folgenden Bericht habe ich bewusst stehen lassen. Denn genau so sprunghaft waren damals meine Gedanken, Gefühle und Fragen.

geschlossen, mit dem Fahrstuhl in den zweiten Stock gefahren und bei zwei Nachbarinnen geklingelt haben. Dort brach ich an der Wohnungstür zusammen, hörte sie noch aufschreien: „Sie hat einen Schlaganfall, und sie ist ja ganz nass!“ Ich weiß nicht mehr, dass ich ihnen meinen Hausschlüssel gab und sagte: „Innen an der Tür ist ein Zettel mit Adressen von Freunden, rufen sie die an.“ Dann wurde ich wieder ohnmächtig.

Die Nachbarinnen sorgten dafür, dass ich sofort in die Charité kam und haben es vermutlich dadurch geschafft, dass mein gesundheitlicher Schaden nicht noch gravierender war. Dort erwachte ich erst wieder, als plötzlich meine Freundin S. vor mir stand und mich anstrahlte. Ich fragte sie: „Was machst du denn hier?“ Sie antwortete: „Monika, du bist ja nicht im Koma, wie schön.“

Darauf folgten viele Untersuchungen und die Aufnahme in den Überwachungsraum mit anderen Patienten, drei Männern und zwei Frauen. Der Horror schlechthin!

Danach war ich neun Tage auf einer anderen Station. Daran habe ich insgesamt wenige Erinnerungen, außer an die Albträume von Gewalt, Überfällen, Soldaten und Krieg, in denen ich versuchte wegzulaufen, was mir nie gelang. Nicht nur im Traum, auch in der Wirklichkeit war ich linksseitig völlig gelähmt. Im Dämmerzustand jagten ununterbrochen extreme Zukunftsängste durch meinen Kopf, die ich aber keinem Besucher mitteilen konnte. Es gab dort keine intime Situation, um offen zu reden. Das nächste Bett hätte ich mit der Hand berühren können, wenn ich mich hätte bewegen können.

Erst ganz allmählich wurde mir meine Situation bewusst. Ich war in Panik, wusste nicht, was das alles bedeutete. Trotzdem: Ich konnte sprechen, schlucken, denken. Aber genau das machte meine Situation unerträglich. Verwirrt war ich wohl nie, ich hätte mir aber in diesem Zustand eher gewünscht, nichts zu denken und zu fühlen. Dazu die Pflege des Körpers durch andere Menschen: Ich wurde gewickelt und gewaschen, oft wortlos, hatte dauernd Durchfall. Die Pfleger und Schwestern waren unfähig, mir meine Zahnprothese herauszunehmen, aber ich selbst war als Einhänderin infolge der Lähmung durch den Schlaganfall nicht in der Lage, selbst damit umzugehen.

Unerträglich die gesamte Situation! Viele Informationen stürzten auf mich ein, die ich aber weder verstehen noch verarbeiten konnte. Was ist eigentlich passiert? Wieso das alles? Wieso bei mir? Bin ich selbst schuld daran? Werde ich überleben? Wäre es nicht besser, ich würde sterben?

Schnell war klar, dass ich in eine Reha-Klinik musste. Da bei mir durch die Erfahrungen aus der jahrelangen Betreuung meines Partners eine Unmenge von Informationen, aber auch viele Vorurteile gegenüber Kliniken und Rehas zusammenflossen, wusste ich sofort: Ich will auch nach Beelitz! Meine Erfahrungen mit der Betreuung meines Partners dort vor 14 Jahren waren insgesamt sehr positiv. Ich schaffte es, das durchzusetzen.

Auszug aus dem Entlassungsbericht der Charité vom 9.10.12:

(…) Plötzlich aufgetretene Hemiparese der linken Seite sowie Somnolenz, (…) Es besteht ein mnestisches Defizit. Sie berichtete, zwei Tage vorher habe sie massiv Nasenbluten gehabt, welches sie sonst nicht kenne. Vor vier Wochen sei es aufgrund einer Diverticulitis zu einer Sigmaresektion gekommen. Die Patientin nahm keine Medikation und lebte bis zum Ereignis selbst versorgend zu Hause. (…)

Mein Bruder und Freunde übernahmen es, alle meine Bezugspersonen mittels E-Mails umfassend über meine Situation zu informieren, bevor ich es später selbst tun konnte. Das war für alle eine ungeheure Entlastung.[30] Und für mich war es ein Vorteil, dass ich dadurch anhaltend viele liebevolle Post bekam.
Die erste E-Mail meiner Freundin S. berichtete von meiner Ankunft in Beelitz:

10.10.12

Um 10.30 Uhr konnte ich Monika direkt am Krankentransporter in Empfang nehmen und sie auf ihre Station begleiten. Sie liegt in einem großen 2-Bettzimmer mit Blick in den Park. Das Zimmer erinnert an ihre Wohnung, sehr hohe Decken,

---

30 Ich weiß noch, wie stressig ich es damals sowohl bei der Krebserkrankung meines Bruders als auch nach dem Unfall meines Partners fand, jeden Abend viele Telefonate führen zu müssen. Trotzdem blieb immer die Unsicherheit: Habe ich keinen vergessen zu informieren?

eben auch ein altes Gebäude aus der Gründerzeit, aber sehr schön saniert. Die Station macht einen guten Eindruck, das Personal ist freundlich und Monika war einfach froh, endlich dort angekommen zu sein. Nach und nach stellte sich das Personal vor, die Logopädin (die bei Monika keinen Bedarf für Logopädie sieht), der Ergotherapeut, die Stationsschwester, der neurologische Therapeut. Die leitende Neurologin kam zu einem ausführlichen Anamnesegespräch/Untersuchung. Die Aufenthaltsdauer schätzten sie auf 6 – 12 Wochen. Der Chefarzt kam auch vorbei und stellte sich vor.

Mit der Neurologin kam ein junger Arzt aus Griechenland, und als Monika nach ihren Hobbys befragt wurde, erzählt sie von der Klingenden Brücke. Auf die Frage nach einem griechischen Lied stimmte Monika direkt ein Lied an, und der junge Arzt sang mit! Das war wirklich ein schönes Bild. Ich werde Monika am Wochenende ihre Liedtexte vorbeibringen, damit sie weiter mit dem Arzt üben kann. Die Neurologin wird sie auch zur Musiktherapie anmelden, was Monika sehr erfreut aufnahm. Am Nachmittag wurde der Therapieplan für den Rest der Woche gebracht. Monika hat ab heute viel zu tun. Im Durchschnitt ist sie von 9.30 Uhr bis 16.30 Uhr mit Therapien beschäftigt. Das wird sicherlich anstrengend, aber Monika freut sich darauf, endlich mobilisiert und gefordert zu werden. Um 16.30 Uhr war sie dann nach all der Anstrengung und Aufregung total erschöpft und ich bin zurück nach Berlin gefahren.

Abschließend kann ich sagen, dass Monika froh ist, nach Beelitz gekommen zu sein. Das hat sie gestern mehrfach auch zum Pflegepersonal geäußert.

Sie möchte zurzeit kein Telefon haben, das ist ihr noch zu anstrengend. Unter der Woche wird sie sicherlich erschöpft sein, deshalb kann eine Besuchsregelung erst in der nächsten Woche besprochen werden. Sicherlich freut sie sich über Post.

Ich nahm voller Entsetzen sofort wahr, dass ich kein Einzelzimmer bekommen hatte. Und ich merkte schnell: Fast alle Patienten waren viel schlechter dran als ich, da sie nicht sprechen konnten, verwirrt waren und/oder Schluckstörungen hatten. Ich begann zu ahnen, welch lange Wanderung ich vor mir hatte. Ich konnte ohne Hilfe nichts machen. Ich sah nichts mehr auf der linken Seite. Dieses Defizit nahm ich aber lange gar nicht wahr. Viele Tests verstand ich nicht, konnte keine Uhr malen, keine Bausteine richtig schichten, weil durch die linksseitige Lähmung die Wahrnehmung fehlte.

Ich konnte bald alleine essen, verstand aber nicht, warum ich immer kleckerte. Mein Mund war noch schief. Ich konnte nur einseitig lächeln, aber es war mir auch noch nicht danach. Ich versuchte zu schreiben und zu lesen, es ging nicht. Meine Reaktion darauf war totale Entmutigung und Hoffnungslosigkeit. Ich sah mich für immer im Pflegeheim.
Aber dann, nach einer Woche, begannen winzige Fortschritte. Bedingt durch das Sitzen im Rollstuhl und die Therapien.
Im körperlichen Bereich gab es zunächst keine Veränderungen. Dann ein Gespräch mit einer Ärztin, die sagte:

„Ihr Aneurysma ist ungewöhnlich. Kann man aber operieren." Ich war unfähig nachzufragen.
Das Umsetzen in den Rollstuhl gelang besser, blieb aber eine Riesenanstrengung. Und ich konnte an der Bettkante sitzen, kippte aber sofort um.

Eine traumatische Erfahrung aus den ersten Tagen

Eine Schwester ließ mich, nach vier Tagen in der Reha, allein auf der Toilette sitzen. Ich wusste immer noch nicht, dass ich auch eine linke Körperhälfte hatte. Keiner hatte mich aufgeklärt, dass ich meinen linken Arm festhalten müsse. Mir schoss plötzlich ein irrer Schmerz in den Körper. Ich wusste nicht, was los war. Rief um Hilfe, dachte nicht an die Klingel. Wie ich später verstand, wäre ich auch gar nicht an sie herangekommen. Reaktion einer Schwester, die vor der Tür stand: „Ich komme gleich." Ich geriet in totale Panik und rief, wirklich mit letzter Kraft, mehrmals: „Hilfe!" Sie: „Ich hole Hilfe." Da war ich wohl schon ohnmächtig und erwachte erst wieder im Bett. Aggressiver Vorwurf der Schwester später an mich: „Sie hätten sagen müssen, dass sie es nicht alleine können." Aber das wusste ich doch gar nicht. Danach bekam ich eine Woche lang nur das Steckbecken ...

Nie hätte ich mir vorstellen können, wie schwer ein Arm ist, etwa 5 – 6 Kilo. Darum hätte ich mir bei dieser Aktion auch den Arm auskugeln können. Mein Arm war danach monatelang stark schmerzend. Als Folge bekam ich eine Armschiene, um zu verhindern, dass der Arm ständig herunterfiel. Aber er fiel noch oft, und ich fand ihn dann nicht wieder. Da half der Hinweis des Neuropsychologen sehr: „Sie müssen anfangen, ihn von der Schulter aus zu suchen."

Ich verfasste meine ersten handschriftlichen Aufzeichnungen, die ich meinem Bruder zuschickte. Er hatte große Mühe sie zu entziffern, es schrieb sich so schwer mit einer Hand. Er sandte sie als E-Mail weiter.

17.10.12

Neglect? Ich hatte bisher auch keine Ahnung, was das ist. Vielleicht mögt ihr googeln, um davon eine Ahnung zu bekommen, welche gravierenden Ausfälle bei mir vorliegen?

Was ich erlebe an Brandenburger Humor? Sowohl Schnodderigkeit, Unverständnis, Schwarze Pädagogik und Kasernenhofton als auch liebevolle Zuwendung. Aber vor allem Hektik und fehlende zeitliche Zuwendung, sprich Einsamkeit.

Heute die neue Keule, in ca. sechs bis acht Wochen soll ein neues MRT gemacht werden, da meine Blutung angeblich ungewöhnlich ist. Das könnte eine Gehirn-Operation bedeuten. Da bin ich im Moment aber ganz sicher, dass ich das nicht will. Zusätzlich evtl. eine geistige Behinderung zu riskieren, kann nicht mein Weg sein.

Das hat mir aber meinen Schwung genommen weiterzulernen, obwohl ich gerade anfing, Freude an den umfassenden Angeboten zu empfinden, da es schon einige Erfolgserlebnisse gab. Wenn ich zum Beispiel auf einem Arbeitsblatt am Overhead-

projektor, das 100 Zeichen hatte, mit dem Laserpointer zeigte, wie viele Pfeile nach unten zeigen.

PC Aufgaben waren zum Beispiel:

* *Auf dem Bildschirm, mit den Laserpointer, die Pfeile anklicken, die nach unten zeigten.*
* *100 Pfeile waren zu sehen, ich musste mit dem Laserpointer die wegklicken, die nach links zeigten. Die sah ich aber gar nicht.*
* *U3F5C8 (…) stand auf dem Bildschirm. Ich sollte die Zahlen heraussuchen und anklicken.*
* *Ich bekam ein Bild mit vier verschiedenen roten Bausteinen und musste sie in der richtigen Reihenfolge nachlegen.*

Ich machte zunächst alles, wirklich alles, falsch. Es waren doch „nur" Arbeitsblätter, wie ich sie früher mit den Vorschulkindern machte. Und das provozierte eine ungeheure heimliche Wut. Versuchte ich mich später im Zimmer daran zu erinnern, hatte ich die Aufgaben bereits vergessen.
Viele Übungen fanden mit mehreren Patienten statt. Ich war sofort unkonzentriert, wenn neben mir jemand redete oder sich nur bewegte. Gut konzentriert war ich überhaupt höchstens zehn Minuten. Der Therapeut erklärte: „Sie können derzeit immer nur eine Tätigkeit ausführen" Warum? Bin ich geistig behindert? Ich fragte nicht nach und blieb mit diesen Ängsten allein.
Wenn ich etwas aufschrieb, blieb oft links der Anfang des Satzes weg.

Sehr frustrierend war weiterhin die völlig fehlende Bewegung der linken Seite. Sobald der linke Arm aber herunterhing, schossen sofort heftige Schmerzen in den Arm. Ich hatte nie gewusst, dass gelähmte Glieder so unglaublich schmerzen können.

Eben hatte ich einen Erfolg bei der Ärztin: Ich entscheide, wann ich Zäpfchen (für die Verdauung) bekomme, und ich muss nicht erst wie bisher bei den Schwestern mehrfach darum betteln.
Ich dachte, es mache Sinn, ab und an ein wenig aufzuschreiben, wie es mir ging. Es tat mir gut, so mein derzeitiges Leben zu verstehen und ihr versteht mich vielleicht so auch ein wenig mehr?!
Nie hatte ich damit gerechnet, dass mich jetzt ein Aneurysma niederstreckt. Ich wollte doch jetzt endlich für mich durchstarten.
Lasst es euch gut gehen.

Mitte Oktober hatte ich auf meine dringende Bitte einen zusätzlichen Gesprächstermin mit dem Neuropsychologen über meine Lebenssituation bzw. den Abschied von meinem Partner. War nett, aber seine Mutsprüche kamen bei mir nicht an, sondern lösten nur (heimliche) Wutgefühle aus. Meine Depression schritt voran, trotz Antidepressiva. Mein Wissen als Therapeutin, dass Antidepressiva erst nach drei Wochen zu wirken beginnen, konnte ich zu dem Zeitpunkt nicht auf mich anwenden.

Es musste jetzt so vieles geklärt werden, womit ich mich alleine völlig überfordert fühlte:

* Pflegestufe beantragen, wann und wo?
* Wohnen im Pflegeheim!?
* Aufgeben der geliebten Wohnung?
* Wer regelt alles?
* Finanzen?
* Patientenvollmacht? (Die hatte ich leider vorher noch nicht geregelt.)

Ich wusste noch nicht, dass ich bei allem Unglück das Glück hatte, bereits in einer barrierefreien Wohnung in Schönow zu leben. Ich hörte hier, dass viele Schlaganfall-Patienten ausziehen müssen, da ihre Wohnungen weder barrierefrei noch behindertengerecht sind. Aber es lösten sich damit noch nicht alle meine Probleme.

Ich bekam jetzt ein Kindle, da mir Zeitungen und Bücher durch die Einarmigkeit grundsätzlich herunterfielen. Ich verstand die Benutzung zu meinem eigenen Erstaunen sofort und begann Gedichte, später Kurzgeschichten zu lesen. Das half mir sehr, die extrem langen Wartezeiten im Flur zu überbrücken und mich in eine andere Welt zu „beamen", um so das Elend um mich herum nicht immer wahrzunehmen.

Ich hatte die erste Musiktherapie und ich sang, noch mit krächzender und wackeliger Stimme, das erste Mal wieder meine geliebten Lieder.

19.10.12

Liebe Familie, Freunde und Nachbarinnen,

schrieb ich schon, dass ich sehr mit den vielen Therapien einverstanden bin? Die Therapeuten sind professionell, vielseitig und liebevoll. Nun bin ich 2 ½ Wochen hier und die Fortschritte sind schon deutlich erkennbar. Der für mich größte: Ich kann wieder lesen, da ich wieder links hinschaue.
Die Arbeiten am PC sind eine große Herausforderung, aber fast immer erfülle ich die Aufgaben. Dinge, die ich vor einer Woche noch nicht konnte, mache ich jetzt schon fehlerfrei.
Um mich herum sind die meisten Mitpatienten sowohl sprachlich als auch mit vielen Störungen gestraft, habe ich beides nicht.

Ein weiteres Highlight war die Snoezelen-Therapie, sprich Entspannungstherapie, Liegen auf einem Wasserbett mit Lichtorgel. Wäre ich gerne lange liegen geblieben.
Fast noch gar keine Bewegung ist im linken Arm und Bein. Einen eigenen Rollstuhl habe ich jetzt auch und bin schon gut dabei, mich alleine vorwärts zu bewegen. Natürlich auch anstrengend und langsam, da nur mit dem rechten Arm möglich. Das „Einparken" klappt noch nicht immer. Oft fahre ich Mitpatienten an, wenn sie mir im Flur entgegengefahren kommen, da ich sie links nicht gesehen habe. Das löst oft auf beiden Seiten Aggressionen aus.

Der Frust ist und bleibt das ständige Warten auf Schwestern oder Pfleger, aber damit muss ich hier wohl leben lernen.

Vier Tage hintereinander hatten abends zwei Pfleger Dienst. Über die könnte ich bereits ein Buch schreiben – soooo entsetzlich sind sie. Desorganisiert, autoritär, schlecht gelaunt, ruppig, hart – und völlig uneinfühlsam. Aber – zum Glück – gibt es eben doch auch andere. (…)

Die Nächte waren insgesamt ein Grauen. Meine demente Zimmernachbarin „randalierte" jede Nacht. Natürlich nicht extra, um mich zu ärgern, das wusste ich schon. Entweder schnarchte sie, erbrach sich, schrie laut oder rief dauernd: „Mannomann!" Aufgrund ihrer extremen Behinderung konnte sie natürlich selbst nicht um Hilfe rufen. Ich klingelte also für sie, da ich Angst hatte, dass sie an ihrem Erbrochenen erstickte. Spätestens beim dritten Klingeln wurde ich dafür von den Schwestern angeschrien, und danach kamen sie einfach gar nicht mehr.
Mein Versuch, mich am nächsten Morgen beim Pflegedienstleiter darüber zu beschweren, endete mit dem Satz: „Ich kümmere mich drum." Nie wieder kam er darauf zurück. Ich selbst war zu dem Zeitpunkt noch unfähig, mich weiter auseinanderzusetzen.

Am 21. Oktober dann das erste Mal stehen zwischen zwei Betten. Ein Riesenerfolg.

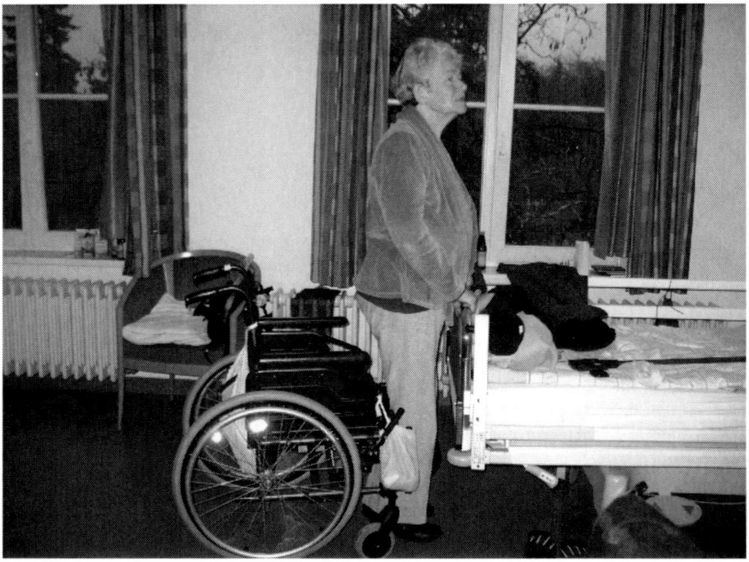

Abbildung 15: Wieder auf eigenen Füßen stehen!

Das linke Knie konnte ich aber nur unter Schmerzen durchdrücken, der linke Arm spielte weiterhin nicht mit. Die Physiotherapeutin war mir eine große Hilfe, da liebevoll, ermutigend, geduldig und humorvoll.

Meine Schwester erinnerte mich daran, dass unser verstorbener Bruder während seiner Krebserkrankung über mich sagte: „Die Monika ist ein Stehaufmännchen." In der Kindergärtnerinnenausbildung vor 53 Jahren hatte ich mir ein Stehauffrauchen gemacht. Dieses hatte ich eine Woche vor meinem Anfall beim Aufräumen wiederentdeckt und mir hingestellt. Zufall?

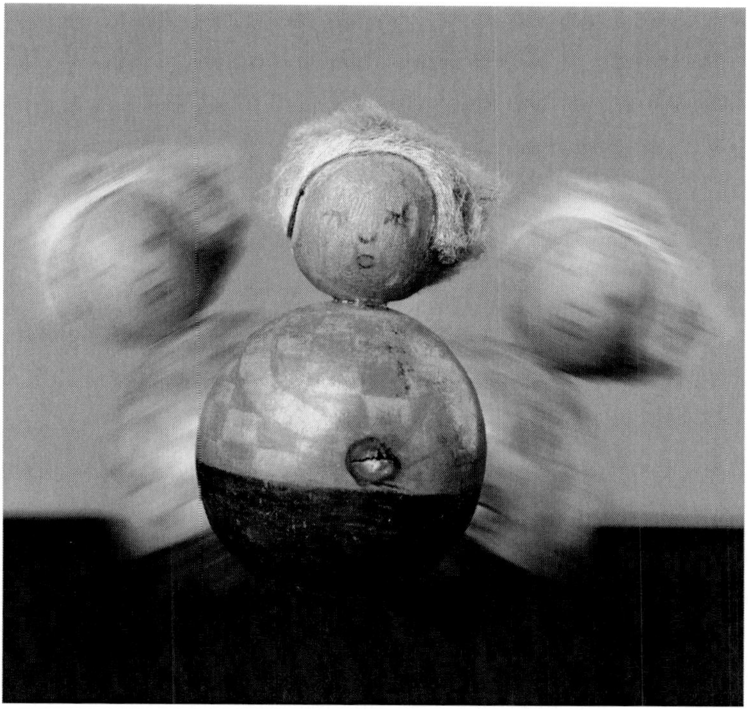

Abbildung 16: Das Stehauffrauchen

Am 31. Oktober besuchte mich eine Freundin. Es war wunderbar, sehr emotional und zugewandt ihrerseits. „Ich hatte doch schon Angst, dich zu verlieren." Erstmals nahm ich große Sorge eines anderen Menschen um mich wahr. Bis jetzt kreisten alle Gedanken nur um mich selbst. Ich wurde in meinen Erzählungen über meine Mini-Fortschritte selbst ganz euphorisch, und sie staunte, dass ich schon ein wenig vorangekommen war.

Meine Geschwister waren beide fasziniert von der Zuwendung durch meine Freunde. Es war auch wirklich toll. Wobei ich mir heute nicht sicher bin, ob ich das zu diesem Zeitpunkt schon insgesamt würdigen konnte.

Ich hoffte sehr, ich könnte ganz bald auf eine andere Station umziehen. Mir wurde gesagt, dort sei der Vorteil, dass die anderen Patienten sprechen könnten. Denn nur schweigende, verwirrte und depressive Menschen um sich zu haben, zog mich selbst weiter herunter.
Den Optimismus der Therapeuten, dass ich noch viele, viele neue Schritte machen würde, teilte ich leider noch gar nicht. Meine labberige linke Körperseite machte nach wie vor so gar nicht mit.
Ich hatte innerlich noch nicht umgeschaltet auf das für mich jetzt angemessene neue Tempo. Ungeduld überall.
Ich nahm vor allem haarscharf wahr, was ich alles *nicht* konnte, aber ich hätte wohl eher darauf sehen sollen, was ich *noch* konnte.

Die Berichte der Besucher von ihren Reisen, ihren Museumsbesuchen und ihren schönen Unternehmungen waren für mich anhaltend ein riesiges Eifersuchtsthema, was ich aber nicht äußern konnte. Würde ich jemals wieder verreisen können, nachdem das doch auf meinem Plan gestanden hatte? Mein derzeitiges Leben war jetzt so verschieden vom Leben der anderen, das war nicht mehr kompatibel. Würde ich jemals meine kleinen Großnichten hüten, meine Verwandten und Freunde au-

ßerhalb Berlins besuchen können? Würde ich wieder auf die Singereisen, die seit zehn Jahren einen wichtigen Teil meines Lebens ausmachten, mitfahren können? Mich spontan ins Auto und auf das Fahrrad setzen und ins Umland fahren können?
Denn all dieses war doch ein Teil meiner Pläne, nach dem Tod meines Partners im Mai.

Neuer Fortschritt: Ich konnte seit Anfang November wieder eine SMS schreiben und abrufen. Während der Physiotherapie konnte ich erstmals die linke Hand drücken, aber noch nicht loslassen.
Auf den Stationen herrschte ein spezieller Sprachgebrauch bei Schwestern und Pflegern: „Warum will Er nicht essen?"
„Was macht Er denn da?", brüllte eine Schwester einen Patienten an, der mit seinem Rollstuhl immer im Kreis fuhr. Ich war empört, wollte ihm beistehen, konnte ich aber nicht. Ob sie selbst jemals versucht hatte, mit einer Hand den Rollstuhl vorwärts zu bewegen? Da fährt man leicht im Kreis ... Und der Klassiker kommt nicht nur in Arztfilmen vor: „Wollen Wir jetzt ins Bett gehen?"
Ob sie diesen Sprachgebrauch selbst merkten? Vermutlich nicht.

Es kam die frohe Botschaft: Das Ärzteteam hatte beschlossen, ich könne in die andere Station umziehen. Das bedeutete aber, sowohl Schwestern und Pfleger als auch

alle Therapeuten waren nochmals neu für mich. Machte noch Angst.
Es war tatsächlich unglaublich, ich glaubte es selbst kaum. Ich musste mit zwei Therapeuten eine Treppe hochgehen, sie stützten mich jeweils auf einer Seite, zehn Stufen. Irre anstrengend, dabei knickte mein linkes Knie immer weg. Das machte mir mächtig Angst. Und auch wieder runter, das war aber einfacher. Alle drei waren wir hinterher total erschöpft. So eine Aktion hat auch viel mit Vertrauen zu tun.
Der linke Fuß bewegte sich ein wenig mehr als gestern. So sehen wohl die Fort-Schritte aus.

Nach dem Umzug auf die andere Station gab es eine Enttäuschung bei mir, denn da waren weder andere noch bessere Therapien. Bei den Patienten kaum andere Ansprechpartner. Auch hier wurde man im Speisesaal platziert. Ich beantragte, dass ich bald in die Cafeteria zum Essen fahren konnte. Voraussetzung dafür: Ich verfuhr/verrollte mich nicht, schaffte den Weg dorthin allein und brauchte keine Hilfe beim Essen. Das trainierte ich sofort, denn die Essensituation in dem viel zu kleinen Raum, vollgestopft mit Rollstühlen, war unerträglich. Das Essen kam fertig auf den Teller. War ich selbst mit essen fertig, musste ich warten, bis alle zu Ende gegessen hatten, da ich mit dem Rollstuhl so eingezwängt war, dass ich nicht herauskam. Ein Riesenfrust.
Die Cafeteria würde deutlich mehr Freiheit bedeuten. Es musste wunderbar sein, wieder selbst entscheiden zu

können, was und wie viel ich essen wollte, ein Riesenschritt zu mehr Lebensqualität.

Tja, und dann der große Frust mit der neuen Zimmernachbarin, Frau M., 89 Jahre, fit im Kopf, aber dauernd jammernd und schimpfend. Sie lehnte mich sofort ab und sprudelte permanent aggressive Geschichten aus ihrem Leben ab, richtete niemals eine Frage an mich. Hier vielleicht noch mal sechs Wochen bleiben zu müssen, war eine Horrorvorstellung! Die zusätzliche psychische Belastung für zwei Menschen in einem Krankenhauszimmer, die an keinem Punkt zueinander kommen, ist enorm.
Nach fünf Tagen Dauerberieselung durch Frau M. kam ich an meine Belastungsgrenze, rollte zur Stationsleitung und bat um Verlegung. Ich hatte bereits vorher mit einer mir sympathischen Zimmernachbarin Kontakt aufgenommen, bei der ein Bett frei geworden war. Innerhalb von fünf Minuten konnte ich umziehen. Jetzt konnte ich endlich all meine Kraft auf meine Entwicklung richten. Frau S. war wie ich aus West-Berlin und Erzieherin und hatte seit fünf Jahren einen Mann mit Schlaganfall. Wir hatten jeweils Verständnis für unsere Situation, und das blieb tatsächlich so bis zum Ende.

Noch Mitte November waren Arm und Schulter sehr schmerzhaft, selbst wenn sie passiv bewegt wurden. Mir fiel erst jetzt auf, wie ungeheuer anstrengend die Therapien waren. Jeweils eine halbe Stunde redete dabei ein

Therapeut auf mich ein und fasste mich an. Oder kommandierte: „Stehen Sie gerade!“ „Sie ziehen schon wieder die Schulter hoch! Merken Sie gar nicht, dass Sie schief stehen?“ Ich merkte es nicht, es kam Groll hoch. Ich wurde wütend, sagte aber nichts. Ich wusste, sie meinten es gut, sie waren Profis und ich machte es wirklich noch nicht gut. Aber ich war es auch nicht gewohnt, ständig erzogen und bestimmt zu werden.
Nach dieser halben Stunde ging es sofort weiter, und das wiederholte sich bis zu siebenmal am Tag:

* Neuropsychologie: Arbeit am PC
* Ergotherapie: Mobilisierung des Armes und der Schulter
* Physiotherapie
* Vierzellenbad für linkes Bein und linken Arm
* Ultraschall für Arthrose im Finger
* Stehpult
* Radfahren auf dem Motomed

War es da ein Wunder, wenn ich mittags sofort einschlief, sobald ich mich hinlegte?
Die Therapieräume lagen oft sehr weit auseinander, verteilt auf vier Stockwerke. Das waren zusätzliche, riesige Anforderungen an alle Patienten, und darum war in der Woche auch kein Platz für Besucher. Abends fiel ich um 18.00 Uhr ins Bett, aber nur dann, wenn auf mein Klingeln jemand kam, um mich ins Bett zu legen. Es konnte aber auch halb acht werden, da vorher niemand kam …

Einmal hatte ich zwei Tage hintereinander keine Mittagspause, am dritten Tag klappte ich zusammen.
Das Therapieziel war zu diesem Zeitpunkt der freie Sitz. Ich machte minimale Fortschritte. Meinen linken Fuß konnte ich jetzt ein wenig auf und ab bewegen, einen Tag später ein wenig anheben. Ich konnte jetzt eine Viertelstunde am Stehbrett stehen, ohne Komplikationen und ohne Hitzewellen.
Bis Mitte Dezember sollte ich noch dort bleiben und dann nach Hause entlassen werden. Ein Pflegedienst würde mich betreuen und dann könnte ich noch weitere drei Wochen in eine ambulante Reha nach Potsdam gehen.

Zu diesem Zeitpunkt hielt ich wegen meiner eingeschränkten Wahrnehmung noch immer nur einen Besucher aus, und auch das war noch anstrengend. Für ein Wochenende mit vier Besuchern hintereinander hatte ich mir vorgenommen, nicht nur selbst zu erzählen, sondern auch die anderen zu fragen, wie es ihnen gehe. Das fiel schon noch schwer.
Ich erfuhr eine ungeheure Entlastung durch meine Freunde. Gemeinsam machten wir eine Wohnungsplanung und erstellten Listen, was entsorgt werden musste, um Platz für den Rollstuhl zu gewinnen. Aber Zweifel plagten mich doch. Ging nicht alles zu schnell? Ich fühlte mich von allem sehr überfordert.

Am 20.11.12 Chefvisite auf dem Flur: „Fassen Sie mal mit der rechten Hand ans linke Ohr!" Konnte ich sofort. Er, an die Kollegen gewandt: „Sehen Sie, sie hat keinen Neglect."
Eine hilfreiche und gründliche Diagnose. Ich war beeindruckt. Sieht so eine Aufklärung dieser schweren Krankheit aus? Aber auf meine konkreten Fragen bekam ich keine Antwort.

Einen Tag später erzählte mein Therapeut mir ein Beispiel, um mir den Neglect zu erklären: Zwei seiner Patienten saßen am Tisch und aßen, als der eine empört feststellte, sein Gegenüber habe Fleisch auf dem Teller, er aber nicht. Darauf der andere: „Und ich habe kein Gemüse." Erst als der Therapeut die Teller jeweils halb verdrehte, sahen sie, dass sie doch beide alles auf ihren Tellern hatten.

Immer wieder vorherrschend meine Fragen:

* Wie lautet derzeit konkret meine Diagnose?
* Soll ich mich am Kopf operieren lassen?
* Wie wird mein Leben als behinderte Frau weitergehen?
* Wer kann mir bei diesen Entscheidungen helfen?

Darauf bekam ich in dieser Phase von keinem der Ärzte eine Antwort und blieb mit meinen Ängsten allein.

Erstaunlich war, dass in dieser Zeit sich ganz zaghaft mein Humor wieder einstellte, besonders dann, wenn ich den Besuchern komische Situationen aus dem Reha-Alltag beschrieb.

22.11.12

Liebe Verwandte, Freunde und Bekannte,

(…) Kürzlich bekam ich (zufällig am selben Tag) von meinen beiden Nichten ausführliche Berichte über die täglich neuen, kleinen Fortschritte ihrer Babys. Es hätte auch ein Bericht von mir und meiner derzeitigen Lebenssituation sein können. Ich musste richtig lachen. Ich konnte mich links nicht bewegen, drei Tage später, nach vielen Versuchen, bewegte sich plötzlich ein Zeh. Ein Tag später – alle Zehen. Ich träumte nachts, ich könne laufen, und morgens bewegte sich plötzlich etwas unter der Decke. Es war wirklich mein Fuß. Zwei Tage später: Mit einer Riesenanstrengung konnte ich im Bett den Fuß drei Zentimeter anheben. Werde täglich üben und strahlen (so wie die beiden Babys). Mitfreuen der Bettnachbarin und der Therapeuten über meine „Erfolge" (so wie es sicher die Eltern der Babys tun).

Wunderschön war der Besuch von P., einem ehemaligen Studierenden. Er bespielte mich mit Klangschalen. Eine tolle Idee. Nach dem Besuch bei mir verschickte er diese E-Mail an alle:

Mein Name ist P., ich kenne Monika seit acht Jahren vom Pestalozzi-Fröbel-Haus; ich war ihr Schüler und sie meine Lehrerin. Aus dieser Beziehung hat sich etwas mehr entwickelt und ich bin dankbar, sie kennengelernt zu haben.
Ich bin beeindruckt, wie sie in allen Jahren so engagiert ihren Alltag gelebt und umfangreiche Hilfestellungen gegeben hat. Ich habe mich mit und für sie gefreut, als sie eine Zeit nach dem Einschlafen ihres Partners von ihren Zukunftsplänen erzählte ...
Ich machte mich mit einigen Klangschalen auf den Weg nach Beelitz. Durch die Infobriefe hatte ich zwar erfahren, dass sich Monikas Zustand deutlich verbessert hat, trotzdem stellte sich mir immer wieder die Frage: Wie werde ich sie wohl gleich antreffen?
Nachdem ich fast pünktlich mein Ziel erreicht hatte, wurde ich freudestrahlend von ihr am Aufzug ihrer neuen Etage erwartet. Nach diesem herzlichen Wiedersehen entschlossen wir uns, auf einen Tee und ein Stück Kuchen in die Cafeteria zu fahren. Doch 16.00 Uhr sollte ein Konzert beginnen, was aber für eine ruhige Unterhaltung nicht hilfreich gewesen wäre. So fuhren wir wieder nach oben und setzten unser Gespräch im Vorraum ihrer Station fort.
Und nun kam der Einsatz meiner Klangschalen.

Ich stellte acht verschiedene Schalen (für jedes Jahr unserer Beziehung eine Schale!!!) auf den Tisch und spielte sie an. Doch Monika wollte die Klänge nicht nur hören, sondern die Schwingungen direkt auf ihrem Körper spüren. Ganz beeindruckt hat mich ihre Rückmeldung über die Wahrnehmung auf ihrer linken Hand. Sie spürte ein intensives Kribbeln und Wärme! Ein tolles Feedback für mich und meine Arbeit, denn es war das erste Mal, dass ich die Schale bei einem Menschen mit dieser körperlichen Einschränkung eingesetzt habe. Und es hat mir Bestätigung gegeben, dies in Zukunft zu wiederholen.
Die Zeit verging wie im Fluge und der Zeitpunkt des Abendessens für Monika rückte immer näher. Ich begleitete sie noch in den Speiseraum und wir verabschiedeten uns.
Dieser Besuch war für mich sehr wichtig.

Sehr gut tat mir auch das spezielle Angebot der Musiktherapeutin, die Lieder aus meinem Chor, also Lieder in vielen europäischen Sprachen singen zu können. Kommentar der Musiktherapeutin: „Das habe ich noch nie erlebt, dass ein Patient nach drei Wochen schon wieder auf Englisch und sogar auf Polnisch singen kann."
Auch das Trommeln wollte ich bald versuchen.

Am 25. November ging ich das erste Mal auf meinen Füßen, natürlich bekam ich Halt durch die Therapeutin. Unglaublich aufregend war das, und ich war gleichzeitig stolz, diesen aufrechten Gang nach sieben Wochen zu schaffen. Parallel aber auch sofort der Gedanke: Wie lange wird es noch dauern, bis ich ohne Hilfe gehen, allein aufs Klo und ins Bett kommen kann? Ich konnte mich zwar schon ins Bett wuchten, aber immer noch nicht zudecken. Das dauerte etwa 15 Minuten. Heraus konnte ich nicht allein. In der Nacht klingelte ich noch drei- bis viermal, bekam dann das Becken untergeschoben.

Das linke Bein wurde allmählich wacher, der linke Arm war weiter wabbelig, hing leblos herunter, gehörte nicht zu mir. Ich schimpfte oft mit ihm, aber eigentlich sollte ich nur nett zu ihm sein, sagten alle Therapeuten.

Ende November besuchte mich mein Bruder für zwei Tage und schickte anschließend eine ausführliche Rundmail an die Freunde:

30.11.2012

Um 16.41 Uhr steige ich in Beelitz-Heilstätten aus dem Zug. (...) Monika ist völlig überrascht, als ich sie vom Hotel aus anrufe, dass ich schon da bin. Sie schlägt vor, dass wir uns zum Abendessen in der Cafeteria der Klinik treffen. Das sind vom Hotel nur ein paar Schritte. Ich hatte noch nicht lange an einem Tisch Platz genommen, da kommt sie flott hereingerollt. Sie strahlt über das ganze Gesicht. Ich staune, wie gesund und geradezu jugendlich sie aussieht, und sage ihr das. (...) Stolz zeigt sie mir, dass sich auch der linke Fuß bewegen lässt. Nur der linke Arm reagiert überhaupt nicht. Sie legt ihn wie einen Fremdkörper mit der rechten Hand auf ein Körnerkissen, das

sie mal für ihren Partner angeschafft hatte. Sie erzählt, dass das ganze Personal der Klinik diese Lösung bewundert, ohne aber auf den Gedanken zu kommen, dass das auch für andere Patienten eine Hilfe sein könnte. (…)
Es gebe jetzt jeden Tag irgendeinen kleinen Fortschritt. Verbissen arbeitet sie bis an den Rand der Erschöpfung. Sie bekomme dafür von den Schwestern und einigen Ärzten viel Anerkennung. Die meinen, dass noch sehr viel mehr erreicht werden kann. Deswegen habe die Ärztin bei der Krankenkasse beantragt, den Aufenthalt in der Klinik bis Anfang Januar zu verlängern. Das wäre Monika schon deswegen sympathisch, weil sie sich nicht vorstellen kann, schon Weihnachten allein in ihrer Wohnung klarzukommen. Das ist immer wieder die bange Frage: Werde ich es demnächst schaffen, diesen oder jenen Handgriff zuwege zu bringen? (…)
Monika nimmt ihre Mahlzeiten jetzt regelmäßig in der Cafeteria ein. Auf der Station sei es unerträglich gewesen, zwischen schweigenden und depressiven Menschen essen zu müssen. (…)
Mit Faszination höre ich ihren Bericht, vor allem von ihren mit großen Anstrengungen erkauften Fortschritten. Wie eine Neugeburt heben sie sich vor dem Hintergrund der lähmenden und niederdrückenden Situation der vorangehenden Wochen ab. (…)
Sie berichtet weiter von den vielen Erfolgen, die sich in den letzten Wochen eingestellt haben. Überraschend ist z. B., dass der Neglect völlig verschwunden ist, d. h. sie hat keinerlei Sehstörungen im linken Gesichtsfeld mehr. Das hat sich aber nicht von allein ergeben, sondern infolge intensiven Trai-

nings. Ihre Therapeuten meinen, dass es grundsätzlich gar nichts geben würde, was sich nicht wiederherstellen ließe.
Aber mit den Fortschritten werden auch die Niederlagen zahlreicher. In einem bitteren Lernprozess muss sie zur Kenntnis nehmen, dass die für Gesunde selbstverständlichsten Handlungen scheitern können. Mit dem Rollstuhl kann sie nicht die kleinste Steigung überwinden: Wenn sie die rechte Hand umsetzt, um das Rad wieder ein Stück weiterzudrehen, fehlt die linke Hand, die den Stuhl für diesen Augenblick zumindest am Zurückrollen hindern müsste. (…)
Ein Thema, das sie zurzeit sehr beschäftigt, ist der behindertengerechte Umbau ihrer Wohnung. Sie schwankt sichtlich zwischen radikalen Lösungen und dem Festhalten an diesem und jenem Einrichtungsgegenstand. (…)
Sie ist voller Bewunderung, dass alle immer über kleine Fortschritte und eingetretene Komplikationen Bescheid wissen. Wie es scheint, gibt es ein ausgefeiltes Informationssystem, mit dem das ganze Personal ständig über die Verfassung der Patienten auf dem Laufenden gehalten wird. Im Gegenzug ist Monika bemüht, sich die Namen aller Helfer einzuprägen, um sie persönlich anreden zu können. (…)
Ausführlich berichtet Monika von vielen ermutigenden Rückmeldungen, die sie aufgrund des Rundbriefes über den Verlauf ihrer Krankheit und des Heilungsprozesses erhalten habe. Sie weiß aber auch, dass es manche nicht schaffen, diese ihre Situation an sich heranzulassen. Wir beschließen, dass der Rundbrief so lange fortgesetzt wird, wie Monika in der Klinik bleiben kann. (…)

Einmal habe sie einer Physiotherapeutin die Frage gestellt, warum sie gern mit Schlaganfallpatienten arbeite. „Bei denen ist es anders als bei Krebskranken, bei denen geht es immer bergauf", war die Antwort.

Anfang Dezember wurde mir meine Situation zunehmend bewusst. Einen Schlaganfall erlitten zu haben, bedeutete für mich:

* Jeden Tag an mir zu arbeiten,
* zu spüren, was in verschiedenen Situationen jetzt für mich gut war,
* eigene aktuelle Grenzen zu akzeptieren,
* zu lernen, sich Hilfe zu holen und
* allen anderen Menschen klare Ansagen zu machen, wie diese Hilfe aussehen muss.

Nikolaus 2012

Liebe Verwandte, Freunde und Bekannte,

heute schicke ich euch einen weißen Gruß aus dem tiefen Winterwald. Sieht herrlich aus – ich komme aber nicht rein, da draußen kein Schnee weggeräumt wurde.
Hier die wichtigste Info, die mich zunächst erst mal völlig umhaute (aber es gibt jetzt eine positive Wendung!). Die BEK sagte: „Sie bleiben dort bis 20.12." Die Stationsärztin sagte: „Ich habe jetzt keine Zeit für Sie." Das löste meine erste ‚Heul-Arie' aus. Eine Stunde später erschien sie aber in mei-

nem Zimmer, um sich zu entschuldigen. „Ich bin eben ein Widder und ich war so im Stress." Dann erfuhr ich, sie schreibt sofort einen Widerspruch, mit der alten Forderung: Reha bis 4.1.13. Inzwischen bin ich fast sicher, dass es doch klappt. Trotzdem löste es, bis jetzt, einen Strudel negativer Gefühle aus. Denn mir wurde nochmals bewusst, wie schlecht ich noch dran bin und wie abhängig von allem …
Ich hatte heute einen Schwäche-Schub, der mich ins Bett schickte. Es ist eben doch alles anstrengend.
Heute bekam ich eine lange Zange, damit ich alles, was runterfällt, leichter aufheben kann. Perfekt! Und macht Spaß – verhindert vor allem, dass ich noch mal aus dem Rollstuhl falle. Was bereits zweimal passiert ist.

Die Meisen, die eifrig und den ganzen Tag lang vor meinem Fenster an meinen Meisenknödeln hängen und picken, sind darauf programmiert. Kleiber, Spatzen und Amseln können das nicht. Ähnliches Verhalten nahm ich bei den Menschen wahr. Die Putzhilfen waren nur auf das Putzen programmiert. Auf meine Bitte, den Schwestern bitte den Föhn zurückzubringen: „Mache ich nicht, das ist nicht meine Aufgabe."
Auf unseren Wunsch an eine Schwester, nachdem wir vier Wochen noch nicht ferngesehen hatten, uns doch bitte eine Fernbedienung zu bringen: „Ja, ja, ich kümmere mich drum, bin ich aber nicht für zuständig." Es passierte zwei Tage nichts. Dann wurde unsere Bitte von der nächsten Schwester beantwortet mit: „Weiß ich auch nicht, wo eine ist, ist auch nicht meine Aufgabe." Unsere

allmähliche Wut, aber auch Mutlosigkeit stiegen. Dann machten wir uns einen Spaß daraus, jede Pflegekraft zu konfrontieren. Bis endlich, wirklich nach zehn Tagen, eine so genervt war, dass sie wortlos eine Fernbedienung aus einem leeren Zimmer herausnahm. Zehn Tage völlig unnötiger Energieaufwand für uns. Was das alles zusätzlich an Kraft kostete, kann sich anscheinend ein gesunder Mensch, der selbst handeln kann, gar nicht vorstellen. Freunde, denen ich das erzählte, lachten darüber. Ich konnte nicht lachen, ich fühlte mich nicht ernst genommen.

Mitte Dezember nahm meine depressive Stimmung deutlich zu, denn meine Fortschritte waren doch so minimäßig. Aber nicht nur die Bronchitis, die gerade fast alle hatten, war ansteckend, sondern auch die zahlreichen Stimmungstiefs und das ewige Schimpfen der anderen Patienten über die Schwestern und Ärzte. Ich konnte dem noch kaum etwas entgegensetzen, hatte dafür einfach keine überschüssigen Kräfte.

Auch wenn ich selbst den Schwestern auf dieser Station gegenüber positiv eingestellt war, sah ich doch überall den gravierenden Pflegenotstand, die fehlende Zeit und den Dauerstress des gesamten Pflegepersonals. Schimpfte ein Patient, kippte sofort auch meine Stimmung.

17.12.12

Liebe Verwandte, Freunde und Nachbarinnen,

vermutlich gelingt mir ein schöner Weihnachtsbrief gerade nicht! Die Visite heute ergab: nichts Neues. Ich warte – und warte … auf die Verlängerung durch die Kasse. (…) Je länger die Antwort dauert, umso mehr geht meine Stimmung in den Keller! Die ambulante Reha in Potsdam zahlt meine Kasse auch nicht, Talfahrt, weitere. Darum ist derzeit die Option: drei Wochen Kurzzeitpflege im Haus Schönow. Die geniale Idee meiner Schwester. Fand die Ärztin heute auch gut. Besser wäre natürlich weitere Reha … Ich wäre nochmals gut versorgt, könnte täglich in meine Wohnung und die Veränderungen dort jeweils mit entscheiden.
Hauptarbeit ist in dieser Zeit: intensives Anziehtraining.
Dazu ein Beispiel: R. hatte mir ein T-Shirt für die Nacht mitgebracht. Darauf war eine Katze. Jeden Abend kämpfte ich damit, dass diese vorne war. Ich verstand aber nicht, wie ich das anstellen sollte. Beide bekamen wir in der Situation hinreißende Lach- und ich keine Wutanfälle. Nach fünf weiteren Versuchstagen konnte ich es immer noch nicht, immer noch landete die Katze auf dem Rücken. Der wirklich einzige Erfolg dabei war: Wir konnten lachen.
Zunehmend ist mir bewusst geworden: Ich werde noch lange in meiner Wohnung viele Hilfen brauchen, um mich ohne Rollstuhl alleine bewegen zu können. (…)
Mein Stehen macht gute Fortschritte. Das Gehen, das Stützen auf den Stock, geht alleine noch gar nicht. Für einen Rollator

brauche ich den linken Arm und der „spricht" noch kaum mit mir. Es ist alles, alles weiterhin sehr mühsam.
Täglich schreibe ich auf, welche Fortschritte ich gemacht habe.
(…)
Die grottenschlechte Weihnachtsfeier hat mich auch nicht beflügelt. Ich musste so weinen, hatte ich doch selbst im letzten Jahr noch für die Gruppe meines Partners die Weihnachtsfeier mitgestaltet. Jetzt saß ich hier und war fassungslos über das lieblose und schlechte Niveau dieser Feier.

Dann ging es los mit den zahlreichen Verwaltungsakten. Wir stellten den Antrag bezüglich eventueller Kurzzeitpflege an die Kasse. Die Sozialarbeiterin sagte: „Es gibt ab 1.1. wieder die Möglichkeit, dass ihre Kasse nach der Reha nochmals eine ambulante Reha zahlen würde." Wollte ich das? Mein Antrag hier für die Reha galt nur bis zum 3.1. Und dann? Konnte ich dann schon nach Hause? Ich konnte doch so vieles noch nicht ohne Hilfe.

Am Computer musste ich zu dieser Zeit ganz schnell die richtigen Lösungen anklicken, sonst war es ein Fehler und die Anleiterin maulte an mir herum, obwohl ich oft 95 % erreichte. Ich fand das aber ausreichend und wollte mir nicht dreimal in der Woche schlechte Gefühle abholen. Ich begann mich endlich wieder zu wehren und hatte dann ein sehr gutes Gespräch mit dem Neuropsychologen, der mich verstand und diese sinnlosen Übungen absetzte. Er meinte, ich könne derzeit noch gar nicht perfekt sein, obwohl ich die PC-Aufgaben bereits so gut

schaffte. Früher hätte ich es vermutlich auch nicht besser geschafft. Selbst meine Schnelligkeit sei schon super. Wir entwickelten gemeinsam Ziele für mich.
Was waren aber jetzt, nach drei Monaten, meine nahen Ziele?

* Tägliches Anziehtraining, um mich völlig ohne Hilfe an- und ausziehen zu können; dazum zu enge Kleidung aussortieren.
* Das Angebot annehmen, mit einer hiesigen Ergotherapeutin in meine Wohnung zu fahren, um dort gemeinsam zu besprechen, was eventuell verändert werden muss.
* Durchdenken, wie die Nächte allein zu schaffen sind, Toilettenstuhl ans Bett.
* Wie und wo wird ein Notfallknopf angemeldet?
* Wo kann ich eventuell *Essen auf Rädern* bestellen?
* Ich muss fähig werden, alleine aus dem Rollstuhl aufzustehen, sicher stehen und gehen können.
* Ich muss mich sicher allein vom Rollstuhl ins Bett und aufs Klo umsetzen können.
* Muss ich nicht auch schon so weit sein, dass ich mich vom Rollstuhl in einen Autositz umsetzen kann? Denn wie komme ich sonst zu Ärzten?
* Muss ich nicht hier schon für meine Bedürfnisse kochen lernen? Gibt es Hilfsmittel für Einhänder?
* Komme ich zu Hause alleine mit der Mikrowelle klar?
* Kann ich die jeweilige Tiefkühlkost alleine öffnen?

* Kann ich die Spülmaschine ein- und ausräumen? Dazu hier noch intensiv das Bücken üben.
* Muss nicht doch einiges in der Küche umgebaut werden?

Von all diesen Überlegungen fühlte ich mich total überfordert, obwohl ich dauernd Listen schrieb.

Eine neue Krise gab es am 27.12.12. Bei der Visite sagte Dr. R. (Vertretungsarzt): „Sie werden am 3.1. entlassen, in die Kurzzeitpflege." Kein Angebot, kein Plan B. Ich war sprachlos und heulte sofort los. In dem Moment kam P., und ich konnte ihm und meiner Nachbarin meine Hilflosigkeit und Wut mitteilen. Wir machten gemeinsam einen Plan, was zu tun sei. Ich rollte alleine zum Arztzimmer und stellte mich so vor dessen Tür, dass der Arzt nicht durchkommen konnte. Ich sagte ihm, da ich 14 Tage eine Bronchitis gehabt habe, sei ich insgesamt nicht vorangekommen und könne darum noch nicht entlassen werden. Er sah mich schweigend an, ohne Reaktion drängte er sich an mir vorbei und ging weg. Ich suchte sofort weinend die Therapeuten auf. Diese waren genauso entsetzt wie ich über sein Verhalten. Zumal die Ergotherapeutin, was er wusste, für den 9.1. mit mir in meine Wohnung sollte.
Belastendes Warten auf eine Reaktion über zwei Tage. Die Therapeuten berichteten dann, der Arzt habe einen Verlängerungsantrag gestellt, für weitere 14 Tage, ohne mir davon mitzuteilen.

Erfolg an diesem Tag, ich ging die Treppe hinunter, auf meinen Füßen, natürlich mit Hilfe. Gefühle dazu: Euphorie.
Diese extremen Gefühlsschwankungen werde ich in Zukunft noch oft erleben, die Bandbreite reicht von: Ich kann nicht, ich will nicht! bis zu: Hurra, ich habe heute einen Erfolg gehabt! Und bei all diesen Schritten bedarf es der Ermutigung, Anerkennung und nicht negativer Übertragung, Unverständnis und fehlender Kommunikation.

Und so sah mein erster Versuch aus, etwas auf dem Laptop zu schreiben:

Weihnachten 2012

Wie kommen die vielen fehler tzustnde? Früher dhrieb ich blitzdcnell , mit dem zeigefinger der rechten un de linken hand, jtzt nur mit rechts. Ws macht ds i8n mrinem gehirn? Wahrscheinlich häzzei ch d anridpressiva nivht absetzn dürfen gefahr der antekung durch ndere ptientn.nivht nur die bronchitis ist ansteckend, sobdern auch stimmngstief, schimpfen auf ärzte und chwestern. Ich kann dem noch kum ets entgegenstzten,abe dafür keine energien.

Am Silvestertag lief ich am großen Rollator, auf den ich die Arme legen konnte, 50 Meter über den Flur. Riesige Freude bei der Therapeutin und bei mir. Sie: „Es war also richtig, dass wir so lange das Umsetzen und Stehen geübt haben. Sie gehen nämlich völlig aufrecht und benutzen schon fast sicher beide Füße. Sie machen das ganz toll. Und da machen wir noch weiter. Jetzt steht noch an, den Transfer vom Rollstuhl in das Auto zu üben. Dafür steht im Park ein altes Auto."

Ohne weitere Komplikationen erreichte die engagierte Stationsärztin eine weitere Verlängerung bis Ende Januar. Im Abschlussgespräch am 31.01.13 versuchte sie mich dann sogar noch zu einer weiteren Verlängerung zu überreden.
Aber ich wollte nur noch eins, endlich nach Hause, trotz zahlreicher Ängste.

13.02.13

Liebe Verwandte, Freunde und Bekannte,

ich bin wieder zu Hause – und auch das ist ein Abenteuer. Was gibt's nicht alles zu planen und zu bedenken?
Viele wollen wissen, wie es mir geht und wie sie helfen können. Schön, aber auch stressig, denn ich brauche jetzt viel Zeit für mich alleine. Zum Nachdenken, Weinen, Dösen, Wohnung genießen …
Dazu die vielen Termine zu Hause: Physio- und Ergotherapie, bezahlt durch die Krankenkasse. Großes Glück für mich: Ich bekam die beiden kompetenten Therapeuten, die bereits meinen Partner behandelt hatten. Sturzprophylaxe und Qigong, privat zu zahlen, Haushaltshilfe suchen, MDK-Termin für Antrag auf Pflegestufe 1, Notruf Installations-Termin, Johanniter Unfallhilfe, Lebensmittel bestellen lernen über E-Mail.

Tja, und morgens und abends jeweils Termine mit ambulantem Pflegedienst, zum An- und Ausziehen der Thrombosestrümpfe. Auch das nervt und mein Ziel ist es, diese schnell loszuwerden. Sie kommen zwischen sechs und acht Uhr und zwischen 18.00 und 20.00 Uhr. Zwischenlösung: Die Freundin, die hier auf dem Gelände arbeitet, kommt abends öfter vorbei, um mir zu helfen, ist aber keine Dauerlösung. (…)
Trotz alledem: Ich bin riesig froh, wieder zu Hause zu sein. Aber ich bin auch nur in meiner Wohnung. Oder ich rolle in unser Café, andere Ausflüge sind noch nicht möglich. (…)

Ich habe noch viele kleine Ausfälle. Immer dann, wenn ich etwas „Neues“ mache, habe ich zunächst Defizite. Beispiel: Ich konnte den Anrufbeantworter nicht mehr abhören. Ich konnte die Pillen nicht richtig stecken und online etwas im Netz bestellen. Alles, alles muss ich jeweils zwei- bis dreimal mit einer Freundin machen, dann weiß ich es wieder.

Tja und der Körper? Es geht voran, ja, aber die Geduld … ich weiß, ich weiß, aber ich kann dieses Wort nicht mehr hören … Es ist befreiend, dass ich meine Wut, wenn etwas nicht klappt, herauslassen kann, dann ist es oft gut, dass keiner hier ist …
Großer Erfolg: Ich habe die Pflegestufe 1 bekommen, d. h. ich bekomme von der Kasse 235,00 Euro monatlich und kann mir individuell dafür eine Haushaltshilfe suchen. Nach einem Jahr wird es eine Überprüfung geben.

Eine Zwischenbilanz Ende März zeigte, was alles immer noch mit nur einem Arm/einer Hand schwer bzw. unmöglich war und welche kreativen Lösungen ich jeweils dafür fand: Reißverschluss, Hosenknopf schließen (alle Hosen umändern lassen), BH anziehen (Sport-BH kaufen), Flaschen, Dosen und Verpackungen öffnen (Haushaltshilfe), hartes Gemüse schneiden (zuerst weich kochen, dann schneiden oder Haushaltshilfe, Einhänder-Schneidebrett anschaffen), Eincremen der rechten Körperhälfte (Bürste mit langem Stil besorgen lassen), Nägel schneiden (Fußpflege), Medikamente ausdrücken (geduldig lernen), Briefumschläge, Päckchen öffnen (warten, bis Besuch kommt, und um Hilfe bitten), Schuhe zubinden (Schuhe mit Klettverschluss kaufen), Zeitung und Bücher lesen, rutschen immer herunter (einzige, geniale Alternative ist ein iPad), bügeln (Haushaltshilfe), Telefonhörer lange halten (im Bett telefonieren, Arm auf ein Kissen drapieren), Tippen in iPad und Laptop nur mit Zeigefinger der rechten Hand möglich (Geduld lernen).

Es ist nicht leicht, einarmig und einhändig zu sein.

Behinderte Menschen sollten sich auf die Dinge konzentrieren,
die ihnen möglich sind, statt solchen hinterher zu trauern,
die ihnen nicht möglich sind.

Stephen Hawking 2013 in einem Fernsehinterview

Im Mai 2013 begann ich wieder intensiv zu lesen, d. h. zu googeln. Meine wichtigsten Fragen waren in dieser Zeit: Warum hatte ich einen Schlaganfall bekommen und was kann ich tun, um den nächsten zu vermeiden? Ich hatte doch immer einen niedrigen Blutdruck und nahm vorher keine Medikamente, rauchte nicht, trank wenig Alkohol und hatte immer gute Blutwerte – und nun das. Aber ich hatte innerhalb eines Jahres zwei Operationen gehabt, die beide problematisch verlaufen waren.

Und nun las ich im Netz, dass dies vermutlich die Erklärung für meinen Schlaganfall war, da es Patienten gibt, die durch die Medikamente rund um eine Operation einen hohen Blutdruck entwickeln können. Ich erinnerte mich, dass nach der Darmoperation im Krankenhaus mein Blutdruck nicht überprüft worden war. Hätte ich da bereits blutdrucksenkende Mittel bekommen, wäre ich nicht krank geworden?
Solche Spekulationen bleiben müßig. Natürlich könnte ich versuchen, medizinische Gutachten dazu erstellen zu lassen. Meine klare Antwort darauf ist: Nein. Besser ist es: Ich brauche meine Energie für meine Rehabilitation.
Dasselbe gilt auch für einen Beschwerdebrief an die Rehaklinik, den ich zwar beantwortet bekam, in dem aber jeder meiner sachlich vorgetragenen Kritikpunkte zurückgewiesen wurde. Auch hier entschied ich mich, es dabei zu belassen.
Bücher und Zeitung zu lesen auf dem iPad, wurde jetzt zu Hause meine Dauerbeschäftigung. Vor allem auch

wieder die Suche nach Vorbildern in dieser neuen Lebenssituation. Ich las die Geschichte Hiobs und ich entdeckte die Bücher von Oliver Sacks wieder neu.

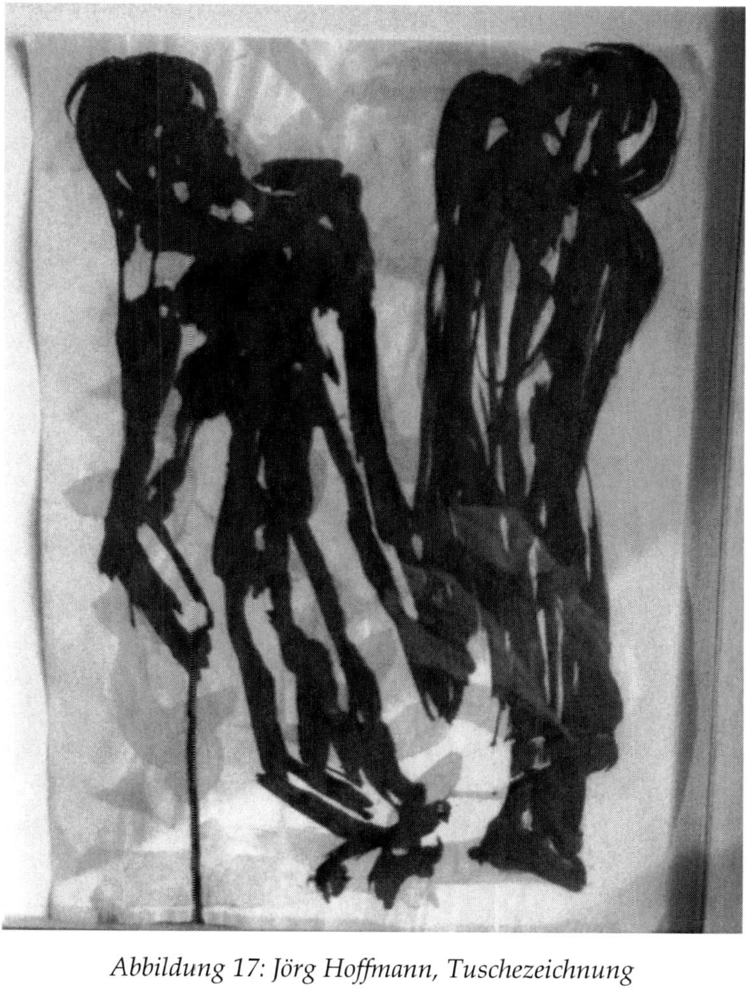

Abbildung 17: Jörg Hoffmann, Tuschezeichnung

Auf meiner Suche nach Vorbildern in der Zeit meiner Rehabilitation zu Hause schaute ich täglich auf eine Tuschzeichnung meines Bruders Jörg aus dem Jahre 1985. Es ist kein schönes Bild, zeigt es doch einen behinderten Menschen, der schwer gebeugt am Stock geht. Ich weiß, mein Bruder setzte sich immer wieder mit den Themen Gewalt, Krieg und seinen schrecklichen Folgen auseinander. Für mich, die in dieser Zeit ähnlich vorgebeugt wieder gehen lernte, versinnbildlicht der dahinter gerade stehende Mensch die Hoffnung: Auch ich werde in Zukunft wieder aufrecht gehen können. Somit ist dieses Bild für mich tröstend.

Mai 2013

Liebe Verwandte, Freunde und Bekannte,

meine Fortschritte beim Stehen, Gehen, Treppensteigen gehen voran. Das Thema Arm ist schwieriger und Veränderungen sind für andere kaum wahrnehmbar. Seit Wochen arbeitet der Ergotherapeut mit mir an der Wahrnehmung der linken Hand. Dazu installiert er auf meinem Küchentisch einen sogenannten Help-Arm. Durch diese Konstruktion wird das Gewicht des Armes erheblich reduziert, ich habe dabei keine Schmerzen und kann ihn in einem erstaunlich großen Radius bewegen.

Alle Übungen erfordern höchste Konzentration. Mein Kopf wird heiß, ich habe Schweißperlen auf der Stirn. Nach 15 Minuten bin ich völlig erschöpft. Gleichzeitig zufrieden

und erfreut über die Fortschritte, dass sich so die linke Seite bewegen lässt. Geht der Therapeut, falle ich völlig erschöpft ins Bett und bin sofort eingeschlafen.
Noch aufregender für mich ist die Spiegeltherapie.

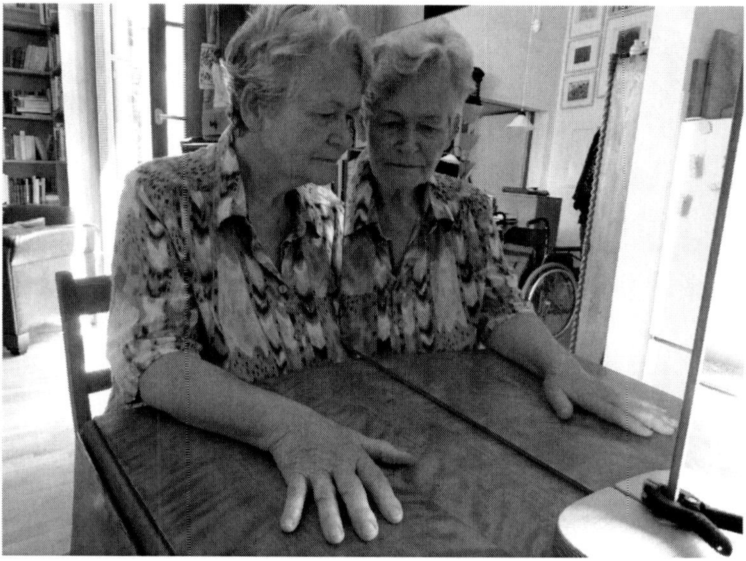

Abbildung 18: Spiegeltherapie

Mein rechter Arm liegt vor dem Spiegel, der linke, lahme Arm dahinter. Der Spiegel täuscht mir vor, dass ich auch den linken Arm sehe, der jedoch unbeweglich hinter dem Spiegel liegt. Wenn ich den rechten Arm bewege, glaube ich auch meinen linken Arm in Bewegung zu sehen. Der Sinn dieser Übung ist, dass sich so langfristig neue neuronale Verknüpfungen im Gehirn ergeben sollen.

Oder der Therapeut berührt die rechte Hand vor dem Spiegel und die linke dahinter gleichzeitig. Und hebt zehn- bis zwanzigmal jeden einzelnen Finger hoch. Ich darf dabei nur in den Spiegel sehen und sehe, dass sich beide Hände bewegen. Ich bin angespannt und neugierig, ob sich die Hand hinter dem Spiegel auch bewegt. Ich bin sicher, dass sie sich bewegt, überprüfe es. Aber nein, sie rührt sich nicht.
Ungeheuer anstrengend das Ganze. Wer widmet im Alltag seinen Händen soo viel Aufmerksamkeit? (…) Fakt ist, ich bleibe skeptisch, ob es vorangeht …

Im Juni 2013 hörte ich vom Neurologen: „Sie können doch froh sein, dass Sie sich charakterlich nicht verändert haben. Der normale Schlaganfallpatient sagt: ‚Nein, kann ich nicht, will ich nicht, mach ich nicht!' Sie sagen: ‚Ja, kann ich mal versuchen.' Sie haben immer noch die Power wie vorher, und damit kommen Sie auch weiter. Natürlich kann ich Ihnen nicht versprechen, dass Sie in fünf Jahren alle Funktionen wiedererlangt haben. Aber machen Sie so weiter."

Trotz dieser und zahlreicher anderer Ermutigungen, besonders durch die Therapeuten, nahm meine Depression im August 2013 zu. Der Grund? Ich konnte mich als behinderte Frau nicht akzeptieren und entschied mich, mir therapeutische Hilfe zu holen. Diese Entscheidung fiel mir nicht leicht, aber schnell merkte ich: Die Gespräche mit einer erfahrenen Therapeutin zum Thema Behinderung taten mir ungeheuer gut und brachten mir so viel

Entlastung, dass ich nach einigen Sitzungen sowohl wieder mehr Aktivitäten als auch mehr Lebensfreude entwickeln konnte.

Weihnachten 2013

Liebe Verwandte, Freunde und Bekannte,

die gute Nachricht für mich für dieses Jahr: Ich habe nach meinem Schlaganfall viele Fortschritte gemacht. Die schlechte: Ich bin immer noch einarmig, nein eher einhändig, und werde es sicher noch lange bleiben … Die sehr gute Nachricht: Ich habe liebevolle und professionelle Therapeuten. Die schlechte: Mein Körper hört oft noch nicht auf sie … Die sehr gute Nachricht: Ich habe viele liebevolle Verwandte und Freunde. Die schlechte: Ich bin trotzdem oft einsam und vor allem ungeduldig … Die gute Nachricht: Ich kann denken und schreiben, mit dem iPad Zeitung und Bücher lesen. Die schlechte: Ich brauche weiterhin viel Hilfe, das bedeutet, ich bin in vielen Bereichen noch von anderen Menschen abhängig. Die gute: Ich gehe wieder zum Singen. Die schlechte: Ich muss Reisen völlig anders planen bzw. besser erst gar nicht machen. Die gute: Ich lebe allein in meiner schönen Wohnung. Die schlechte: Die Bewältigung des Alltags dauert täglich sooooo ungeheuer lange. Die sehr gute: Ich kann bereits wieder einige ehrenamtliche Tätigkeiten erfüllen. Die schlechte: Mir reicht dies nicht, da ich auch dabei ständig mit meiner Langsamkeit im Denken und Handeln konfrontiert bin.

So viel in Kürze zu meiner aktuellen Lebenssituation. Und in Zukunft? Da ist noch vieles offen und es bleibt weiter spannend, denn ich muss noch so viel wieder erlernen, um mein eingeschränktes Dasein noch besser leben zu können. Selbst- und Fremdwahrnehmungen klaffen oft auseinander … immer offen zu sein für ständige Veränderungen bzw. Akzeptanz des Stillstands, bleibt sooo ungeheuer schwer.

Das Wort Geduld kann ich nicht mehr hören. Es löst, von Besserwissern mir ungefragt übergestülpt, oft eine (heimliche) Welle von Wut aus: Mensch, ihr könnt vielleicht schlau reden! Weiß ich doch selbst, dass ich Multitasking nicht mehr leisten kann. Da hilft mir viel mehr ein Song von Gerhard Schöne:

> *Ein Mann fährt zu 'nem Blitzbesuch / zu seinem Vater auf das Dorf.*
> *Der Alte füttert grade Katzen. / Der Mann sagt: „Tag!*
> *Ich bleib nicht lang,*
> *hab eigentlich gar keine Zeit. / Ich weiß nicht mehr, wo mir der Kopf steht! (…) Woher nimmst du nur deine Ruhe?“*
> *(…)*
>
> *„Mein Lieber, hör gut hin, / ich mach es so, es ist ganz einfach:*
> *Wenn ich schlafe, schlafe ich. / Wenn ich aufsteh, steh ich auf.*
> *Wenn ich gehe, gehe ich. / Wenn ich esse, eß ich (…)*

Du machst es alles etwas anders:
Wenn du schläfst, stehst du schon auf. / Wenn du aufstehst, gehst du schon.
Wenn du gehst, dann ißt du schon. / Wenn du ißt, dann schaffst du (…)“[31]

Und dann begann ich zu schreiben, angeregt durch die Teilnahme an einer Schreibwerkstatt, als Kompensation, da die körperliche Entwicklung weiterhin nur schleppend voranging.

Jetzt steckte ich meine Energien in das Thema, das mich seit Jahrzehnten immer schon heimlich beschäftigt hatte: die lebenslange Vorbildsuche.

---

31 Gerhard Schöne: „Ganz einfach“, erschienen auf *Menschenskind (1985).*

11

Meine lebenslange Suche nach Vorbildern

Positive Vorbilder und Idole können sowohl Eltern, Verwandte, Bekannte als auch tote oder lebende Prominente sein. Sie imponieren uns, stehen uns nahe und man kann sich bewusst oder auch unbewusst mit ihnen identifizieren. Mir ist bewusst, dass ich in meinem ganzen Leben immer wieder auf der Suche nach positiven Vorbildern war.

Kindheit

In meiner Familie war es punktuell meine Mutter mit ihrer konsequenten Erziehungshaltung, ihrer unglaublichen Energie und ihrer Lesebegeisterung.

Ein unbekanntes Idol war mein Großvater, der Vater meines Vaters, den ich nie kennengelernt habe. Er starb bereits 1933. Er sah auf den Fotos ungeheuer lieb und friedlich aus. Ich fantasierte ihn mir immer wieder neu als liebevollen Großvater, zu dem ich jederzeit gehen könne, um stundenlang auf seinem Schoß zu sitzen. Auf ihn projizierte ich meine Sehnsüchte: einen Menschen nur für mich alleine zu haben, der Zeit für mich hätte und mir die Welt erklären würde.

Mein absolutes Lieblingsbuch war lange Jahre „Pippi Langstrumpf", das zunächst meine Schwester mir vorlas, und das ich, als ich endlich, endlich selbst lesen konnte, immer wieder las. Hier fand meine erste bewusste Identifizierung mit einer Heldin statt. Ich, das schüchterne, brave und gehemmte Mädchen, träumte davon, auch groß, kräftig und anerkannt zu sein.

Jugend

Lehrer waren während der Grund- und Oberschule keine Vorbilder. Erst mein Deutschlehrer in der Frauenfachschule brachte mir mit seiner eigenen Begeisterung Gedichte und Erzählungen nahe. Ich wagte erstmals, angeregt durch seine Offenheit, mich in Pausen mit ihm zu unterhalten. Er wurde damit zu einer positiven Fachautorität, die mich anerkannte und beim Lernen unterstützte.

Im Kindergärtnerinnenseminar hatte meine Psychologielehrerin die Fähigkeit, mir in Ruhe zuzuhören und damit mein Interesse an psychologischen Fragen zu wecken. In ihrer unkonventionellen Art des Unterrichts war sie mir damals ein Vorbild. Woran ich mich allerdings nicht mehr erinnere ist, welche Theorien sie mir vermittelte. Aber ihre eigene Begeisterung für dieses Fach faszinierte mich.
Zwanzig Jahre später besuchte ich sie, da sie inzwischen in West-Berlin Direktorin an einer Erzieherfachschule

geworden war. Sie war fassungslos, was sie damals in mir bewirkt hatte: „Das ist mir ja noch nie passiert, dass eine Schülerin mich bewundert hat." Ich vermute allerdings eher, dass andere es ihr nur nie gesagt hatten.

In diesen Jahren war meine engagierte, berufstätige Tante Vorbild für mich. Sie machte mich neugierig auf ihre Arbeit als Kindergärtnerin und vermittelte mir ihre Begeisterung. Es tut mir heute noch leid, dass ich sie dann in den wilden Zeiten unreflektiert und geradezu überheblich wegen ihrer konservativen Haltung ablehnte. Zum Glück änderte sich meine Haltung ihr gegenüber noch zu ihren Lebzeiten. Ich habe sie zu Tränen gerührt, als ich ihr gestand, dass sie im beruflichen Bereich mein Vorbild gewesen war. Sie hatte zwölf Patenkinder, einen stabilen Freundinnenkreis, mit denen sie im Alter die Idee umsetzte, Wohnungen zu beziehen, die jeweils direkt um die Ecke lagen. So konnten sie sich gegenseitig unterstützen; was ihnen auch einige Jahre gut gelang. Sie gründete 1994 nach ihrer Pensionierung, soweit ich mich erinnere, das erste Seniorentheater, das Kommödchen in Hannover, für das sie selbst die Stücke schrieb. Sie war damit sehr erfolgreich.
Mit 80 Jahren wurde sie dann schwer depressiv, aber sie wollte nicht, dass ich sie besuchte.

Hierzu mein Tagebuch

Die Konfrontation mit ihrem Freitod hat mich zutiefst erschüttert. Ihr Leiden muss zum Schluss unerträglich geworden sein. In langen Telefonaten erzählte sie mir, dass sie, besonders nachts und wenn sie allein war, von Dämonen umgeben war, die ihr den Auftrag erteilten, uns umzubringen. Wie kam es dazu, dass sie, die zu allen freundlich, stets zugewandt und in hohem Maße sozial war, im Alter diese schrecklichen Wahnvorstellungen entwickelte?
Kurz vor ihrem Tod, in ihren wachen Phasen, berichtete sie mir, dass sie als Kind mehrfach auf dem Schulweg von einem erwachsenen Mann missbraucht worden sei. Und obwohl sie ihrer Mutter davon erzählte, hat diese ihr nicht geglaubt und sie immer wieder alleine durch den Wald geschickt. Fotos aus ihrer Kindheit zeigen bereits ein unglückliches Kind, ohne Lächeln, zutiefst traurig. Im Laufe des Lebens hatte sie die Fähigkeit entwickelt, dieses Trauma zu kompensieren. Hilfe für dieses lebenslange Drama versuchte sie sich, leider viel zu spät, zu suchen, als sie freiwillig in die Psychiatrie ging. Es war zu spät, die Antidepressiva wirkten nicht mehr.

Ich war froh, bereits damals so viel psychologisches Wissen erworben zu haben, um ihre Krankheit zu verstehen und ihre Entscheidung akzeptieren zu können. Obwohl wir, am Ende ihres Lebens, mehrfach darüber intensiv reden konnten, war mir bewusst, dass ich diese lebenslang anhaltende Traumatisierung – sexuelle Gewalt des kleinen Mädchens durch einen erwachsenen

Mann und das Drama des Verlassenseins von der Mutter – nicht löschen konnte.

Nach ihrem Tod hat mich eine ihrer Freundinnen „adoptiert". Auch sie erzählte mir, wiederum Jahre später, dass sie durch mehrere russische Soldaten in Berlin vergewaltigt worden sei und deswegen nie eine Partnerschaft eingehen konnte. Sie war in der Lage, ihr Alter positiv zu gestalten, durch ehrenamtliche Tätigkeiten und viele Reisen mit ihren Freundinnen.

Erwachsenenleben

Es gibt eine Berliner Künstlerin, die mich von meiner Jugend an bis heute begleitet: *Käthe Kollwitz* (1867 – 1945), die bekannteste deutsche Grafikerin, Malerin und Bildhauerin. Mit ihren ernsten, teilweise erschreckend realistischen Radierungen, Holzschnitten und Plastiken hat sie ihr ganzes Leben gegen den Krieg Stellung bezogen.

Die Dichterin *Mascha Kaléko* (1907 – 75) hat mich mit ihrem Charme und Humor, ihrer erotischen Strahlkraft und sozialer Kritik erobert. Ihre zeitlose Gebrauchslyrik hat heute endlich wieder eine große Fangemeinde gefunden. Eines ihrer vielen Gedichte, die mir in den letzten Jahrzehnten wichtig geworden sind, ist „Sozusagen grundlos vergnügt".

Es beginnt so:

Ich freue mich, dass am Himmel Wolken ziehen / Und dass es regnet, hagelt, friert und schneit. / Ich freu mich auch zur grünen Jahreszeit (…)[32]

Und vorübergehend war es 1967 die Journalistin *Ulrike Meinhof* (1936 – 1976), die mir zunächst zum positiven Vorbild wurde. Da ich selbst in einem Praktikum im Heim schreckliche Beobachtungen gemacht hatte, war ich fasziniert, dass sie diese Themen mutig veröffentlichte. Sie erforschte, dass in westdeutschen Kinderheimen Kinder ausgebeutet, geschlagen, eingesperrt und, wie wir heute außerdem wissen, oft auch sexuell missbraucht wurden. Sie setzte damit eine unglaubliche und bis dahin einmalige öffentliche Diskussion in Gang. Ihr Film „Bambule", der zwar damals im Fernsehen nicht gezeigt werden durfte, den wir aber gemeinsam mit ihr im Republikanischen Club ansahen, hat mich zutiefst erschüttert.

Erst als sie allmählich immer radikaler und immer kompromissloser wurde und sich der gewaltbereiten RAF anschloss, wurde ich wach. Sie wurde mir damit zu einem negativen Vorbild. Meine Erkenntnis wieder einmal: Es hätte auch alles ganz anders werden können.

Als ich kürzlich die Biografie Ulrike Meinhofs von Jutta Ditfurth las, konnte ich aber nochmals die Faszination nachvollziehen, die von ihrer Persönlichkeit ausging.

---

32 Mascha Kaléko: In meinen Träumen läutet es Sturm. München 1977, S. 70.

Beruf und Studium

Das Montessori-Diplom (300 Stunden) war dann meine erste wichtige Fortbildung als Kindergärtnerin. Dadurch wurde die Ärztin *Maria Montessori* (1870 – 1952) mit ihrem Leben und Werk zu einem Vorbild für mich. Sie hatte durch Studium und Beobachtung Erkenntnisse über den kindlichen Selbsterziehungsprozess gewonnen und darauf ihre pädagogische Philosophie und Praxis gegründet. Die Achtung der Person und ihrer Selbstbestimmung im Bewusstsein der Verantwortung für die Welt sind die wesentlichen Elemente ihrer Pädagogik. Unter ihrer Anleitung wurden Kindergärten und Schulen gegründet, heute gibt es weltweit Montessori-Einrichtungen.

Nach dem Aufbruch ab 1968 konnte man damals in Kneipen „Raubdrucke" kaufen, und so entdeckte ich erstmals *Nelly Wolffheim* (1879 – 1965).[33]
Nelly Wolffheim wurde für meinen Erzieherberuf zu meinem entscheidenden Vorbild und darum möchte ich hier ausführlicher auf sie eingehen. Sie hat, aus meiner Sicht, nie genügend Anerkennung für ihr Leben und Werk bekommen.

---

33 Weitere Autoren, die lange in Vergessenheit geraten waren, da sie in der Nazizeit verboten gewesen waren, und die ich darum noch nicht kannte, waren zum Beispiel: Anna Freud, Vera Schmidt und Wilhelm Reich.

Sie wurde 1879 in einer jüdischen Mittelstandsfamilie in Berlin geboren. Da der zwei Jahre ältere Bruder ihr als Junge vorgezogen wurde, fühlte sie sich, als Mädchen und mit scheinbar geringerer Begabung, stark zurückgesetzt und nicht geliebt. Während ihrer Kindheit und Jugend hatte sie zahlreiche Krankheiten, für die man keine medizinischen Erklärungen fand. Sie litt unter Ängsten, hatte Depressionen und bereits als Neunjährige Suizidgedanken, die sie aber keinem mitteilte. Aufgrund ihrer Krankheiten fehlte sie häufig in der Schule und entwickelte Lernstörungen, mit 14 Jahren bekam sie eine Privatlehrerin. Diese verstand es, ihre intellektuelle Entwicklung anzuregen, bestärkte sie aber auch in ihrer Männerfeindlichkeit und interessierte sie für die Frauenbewegung. Nelly Wolffheim besuchte von 1896 – das Pestalozzi-Fröbel-Haus, um Kindergärtnerin zu werden, wie sie später interpretierte, aus dem unbewussten Motiv heraus, nicht mit ihrem Bruder konkurrieren zu müssen, aber auch um ihre eigene traurige Kindheit zu kompensieren. Das Aufnahmeexamen bestand sie sehr gut und gehörte im theoretischen Unterricht zu den Besten.[34]

Ihre erste Stelle in einem jüdischen Volkskindergarten in der Keibelstraße nahe dem Alexanderplatz musste sie bereits nach einigen Monaten krankheitsbedingt wieder aufgeben. Sie wird dort, wie in dieser Zeit allgemein üb-

[34] Wolffheim, Nelly: Eine Kindesentwicklung im Zusammenhang mit der Familienbeziehung. In: Praxis der Kinderpsychologie und Kinderpsychiatrie. Heft 2/1953, S. 250.

lich, alleine 100 Kinder in der Gruppe gehabt haben. Sie entwickelte monatelange Gehstörungen und musste zahlreiche Kliniken aufsuchen. Dort hatte sie Umgang mit kranken Kindern und begann sich für Kinderpsychologie zu interessieren. 1905 schrieb sie ihr erstes Buch: „Zur Geschichte der Prügelstrafe in Schule und Haus".

Ein Arzt führte sie in die Berliner Psychologische Gesellschaft ein und sie begann, Sigmund und Anna Freud zu lesen. Bereits zu dieser Zeit hielt sie Vorträge über Kindererziehung.

Nachdem sie zehn Jahre nicht mehr praktisch mit Kindern gearbeitet hatte, baute sie 1914 einen privaten, psychoanalytisch orientierten Kindergarten in der Johann-Georg-Straße in Charlottenburg auf. Zu Anfang kamen sechs, später zwölf bis zwanzig Kinder, dreimal wöchentlich für je zwei Stunden in ihre Privatwohnung. 1930 gab sie ihren Kindergarten auf, obwohl sie damit sehr erfolgreich gewesen war, da sie sich nicht mehr jung genug fühlte, mit kleinen Kindern zu arbeiten. Außerdem schrieb sie zu dieser Zeit viel.[35]

Auf der Suche nach Hilfe bei ihren zahlreichen Konflikten unterzog sie sich u. a. einer Psychoanalyse bei Karl Abraham, später Harald Schultz-Hencke und Karen Horney.

1934 bis 1939 hielt sie für jüdische Mädchen, die nicht mehr zum PFH gehen durften, private Ausbildungskurse ab, um sie bis zur Emigration auf ihr Leben als Kin-

---

[35] Ihr wichtigstes Werk, „Psychoanalyse und Kindergarten", erschien 1930.

dergärtnerinnen in Israel vorzubereiten. 1939 emigrierte sie selbst nach England.[36]

Als ich, angeregt durch meine Therapie, die Idee eines eigenen psychologisch orientierten Kindergartens entwickelte, suchte ich nach bereits praktizierten Modellen, in denen ein Zusammenhang zwischen Kindergarten und Elternberatung hergestellt wurde. Ich fand aber leider weder in der Individualpsychologie noch in der Gegenwart ausreichende Vorbilder, nur das Konzept von Nelly Wolffheim.

Ihr Berufsleben, das mit so großen Schwierigkeiten begonnen hatte und durch ihre Therapien eine so produktive Wendung nahm, hat mich stark beeindruckt, beeinflusst und angeregt, über meinen Beruf immer wieder nachzudenken. Ihre hohen Erwartungen an die einzelne Erzieherin erlebte auch ich als berechtigt. Sie hat an sich selbst erfahren, dass weder theoretisches noch praktisches Wissen allein ausreicht, um für Kinder und deren Eltern genügend Orientierung zu bieten. Dies ist nur möglich durch eine gelungene Synthese von beidem, und das ist für mich ebenfalls ein Ziel geworden. Sie hat bereits aufgezeigt, dass die Berufserzieherin mit ihrem Charakter, ihrer Weltanschauung, ihrem Wissen die Stimmung in ihrer Kindergruppe entscheidend beeinflusst.

---

36 Vgl. Kerl-Wienecke, Astrid: Nelly Wolffheim – Leben und Werk. Gießen 2000, S.176 ff.

Nelly Wolffheim hat in ihrem Leben weder bei persönlichen noch durch politische Verhältnisse bedingten Problemen resigniert. Vorbildlich versuchte sie auch mangelhaften Situationen gute Seiten abzugewinnen und sie aktiv zu verändern.

Ich meine, dass Nelly Wolffheim auch heute noch für Erzieher ein Vorbild sein kann, wenn sie sie denn kennen würden. Darum fasse ich abschließend einige Grundideen von ihr zusammen:

* Sie setzte sich mit ihren bewussten und unbewussten Hemmungen, Vorurteilen und Bewertungsmustern immer wieder neu auseinander und forderte dies für alle Erzieher.
* Umfassendes psychologisches Wissen und der lebenslange Wunsch nach Weiterbildung sollten selbstverständlich sein.
* Sie respektierte Kinder in ihrer individuellen Eigenheit und Ganzheit.
* Durch permanente Beobachtung der Kinder erhoffte sie sich Neurosenprophylaxe.
* Im Spiel und bei Spielhemmungen entdeckte sie deren unbewusste Konflikte.
* Zusammenarbeit mit den Eltern (durch Vorträge und Diskussionen über psychologische Themen) war ihr Hauptanliegen, dabei wandte sie sich immer an Mütter *und* Väter.

Kritisch könnte man hinzufügen: Sie war zu streng mit sich selbst. Den Kindern und deren Eltern gegenüber erschien sie mir von einer großen Toleranz und einem hohen Einfühlungsvermögen.

In meiner Tätigkeit u. a. als Lehrerin an einer berufsbegleitenden Fachschule für Heilpädagogik – dorthin kamen Erzieher, die eine Zusatzausbildung absolvierten, um mit behinderten Menschen arbeiten zu können – thematisierte ich im Unterricht immer wieder das Thema Vorbilder. Die Studierenden nannten oft ihre Großmütter (seltener Mütter, Väter und Großväter), aber auch ältere Geschwister, Freund oder Freundin und dann natürlich auch Persönlichkeiten wie Albert Schweitzer und Mahatma Gandhi als Vorbilder.

Als ich das Psychologiestudium aufnahm, lernte ich eine bewundernswerte Professorin kennen, *Jutta Menschik*. Sie vermittelte mir von Anfang, dass ich, die mit 36 Jahren an die Universität kam, keinen Grund zu Minderwertigkeitsgefühlen haben müsse. Sie ermutigte mich anhaltend, meine praktischen Erfahrungen als Erzieherin und speziell mein Projekt eines eigenen psychologischen Kindergartens aktiv einzubringen. Hier erlebte ich eine Frau, die mir ihren Beruf mit Freude und Begeisterung vermitteln konnte. Sie war es auch, die mich ermutigte, meine Vordiplomarbeit über Nelly Wolffheim und meine Diplomarbeit über meinen Kindergarten zu schreiben.

Durch meine eigene Therapie wurde *Alfred Adler* (1870 – 1937) sowohl für mich als Erzieherin als auch als Psychotherapeutin mein begleitendes Vorbild. Um das verständlich zu machen, wähle ich hier die Form der Spruchweisheiten. Ich habe seit meiner Ausbildung zur Erzieherin Aphorismen gesammelt, immer auf der Suche nach Orientierung, Vorbildern oder Idolen, mit denen ich mich identifizieren konnte. Einige von Alfred Adler sind mir bis heute wichtig:

> *Erziehen heißt, miteinander lernen, miteinander wachsen und miteinander sich entwickeln.*

> *Es scheint das Schwerste für den Menschen zu sein, sich selbst zu erkennen und zu ändern.*

> *Am besten, man lernt an den Kindern, wie man den Eltern mit Ratschlägen beikommt.*

Erst zum Abschluss meines Berufslebens wurde ich sowohl persönlich als auch durch das Studium seiner Bücher mit *Nossrat Peseschkian* (1933 im Iran geboren, 2010 in Wiesbaden gestorben) und seinem Konzept der Positiven Psychotherapie bekannt. Peseschkian war Neurologe, Psychiater und Psychotherapeut, er schrieb 26 Bücher, die in 23 Sprachen übersetzt wurden. Als ich ihn persönlich kennenlernte, war er bereits 73 Jahre alt, noch immer voller Ideen, Lebensfreude, Zugewandtheit und unglaublicher körperlicher Dynamik. Er weckte in mir den Wunsch, auch in dieser Weise älter zu werden. Er integrierte Elemente verschiedener Methoden in seine Arbeit. Besonders beeindruckten mich diese drei Aspekte:

* Die Grundlage seiner Arbeit ist ein positives Menschenbild, welches vor allem dem ressourcenorientierten Vorgehen entspricht.
* Das Prinzip Hoffnung und das lebenslange Finden der eigenen Balance ist die Aufgabe in Therapie und Selbsterziehung.
* Vorurteile und Ressentiments lassen sich durch transkulturelle Geschichten abbauen.

Wie es einem ergehen kann, wenn man auf Besserwisser oder Meinungen anderer hört, anstatt sich selbst treu zu bleiben, ist eine alte, weise Geschichte, die Peseschkian nacherzählt:

Die Geschichte vom Esel, Vater und Sohn

Ein Vater zog mit seinem Sohn und einem Esel in der Mittagshitze durch die staubigen Gassen einer Stadt. Der Sohn führte und der Vater saß auf dem Esel.
„Der arme kleine Junge", sagte ein vorbeigehender Mann. „Seine kurzen Beinchen versuchen mit dem Tempo des Esels Schritt zu halten. Wie kann man so faul auf dem Esel herumsitzen, wenn man sieht, dass das kleine Kind sich müde läuft?"

Der Vater nahm sich dies zu Herzen, stieg hinter der nächsten Ecke ab und ließ den Jungen aufsitzen. Es dauerte nicht lange, da erhob schon wieder ein Vorübergehender seine Stimme: „So eine Unverschämtheit. Sitzt doch der kleine Bengel wie ein König auf dem Esel, während sein armer, alter Vater nebenher läuft."

Dies tat dem Jungen leid und er bat seinen Vater, sich mit ihm auf den Esel zu setzen.

„Ja gibt es so was?", sagte eine alte Frau. „So eine Tierquälerei. Dem armen Esel hängt der Rücken durch, und der junge und der alte Nichtsnutz ruhen sich auf ihm aus. Der arme Esel!"

Vater und Sohn sahen sich an und stiegen beide vom Esel herunter und gingen neben dem Esel her.

Dann begegnete ihnen ein Mann, der sich über sie lustig machte: „Wie kann man bloß so dumm sein. Wofür hat man einen Esel, wenn er einen nicht tragen kann?"

Der Vater gab dem Esel zu trinken und legte dann die Hand auf die Schulter seines Sohnes.

„Egal, was wir machen", sagte er, „es gibt immer jemanden, der damit nicht einverstanden ist. Ab jetzt tun wir das, was wir selber für richtig halten." Der Sohn nickte zustimmend.[37]

---

[37] Hodscha Nasreddin, hier zitiert aus: Peseschkian, Nossrat: Der Kaufmann und der Papagei. Orientalische Geschichten in der Positiven Psychotherapie. Frankfurt a. M. 1979. S. 426

12

Antworten finden bei Abschied, Krankheit und Älterwerden

Verena Kast (1943) ist Kollegin und Buchautorin gleichen Jahrgangs wie ich. Auch bei ihr war für mich die Synthese gelungen zwischen persönlichem Kennenlernen und dem intensiven Lesen ihrer zahlreichen psychologischen Bücher. Besonders die Themen Abschied und Trauer haben mich in den verschiedensten Lebensphasen begleitet.

Jorgos Canacakis (1935) ist ein griechischer Psychologe und Psychotherapeut. Er war für mich eine große Unterstützung bei der Bewältigung des Todes meines Bruders durch einen hilfreichen Trauerprozess. Sowohl durch das persönliche Kennenlernen als auch durch ein Fortbildungsseminar und dann durch seine Bücher.

Er ist Begründer und Leiter der Europäischen Trauerseminare (ETS). Er machte mir erstmals bewusst, dass wir zum Thema Trauer ein gebrochenes, ungesundes Verhältnis haben, das wir durch Schweigen zu verdrängen suchen. Der Umgang der Menschen in südlichen Ländern könnte uns aber Vorbild sein. Sie nehmen immer gemeinsam Abschied, lassen dabei ihre Emotionen auch öffentlich zu, essen und tanzen zusammen und treffen sich in Abständen immer wieder, um so gemeinsam zu trauern.

Oliver Sacks (1933) ist ein britischer Neurologe und Schriftsteller. Er wurde bekannt durch seine faszinierenden Bücher, in denen er komplexe Krankheitsbilder anhand von Fallbeispielen in zwanglos anekdotischem Stil beschreibt. Hier zitiere ich eine Äußerung von 1989, die auf einem Buchrücken steht: „Auch Ärzte werden zuweilen krank. Sie haben zwar normalen Patienten gegenüber etwas voraus: das Wissen. Umso überraschender, tröstlicher und amüsanter ist sein Buch, das von der Hilflosigkeit berichtet, die aus der Ahnungslosigkeit entsteht, weil die Erlebnisse, wenn sie einen selbst betreffen, ohne Vorbereitung über einen hereinbrechen."[38]

Für mich wurden auch Helen Keller und Margarete Steiff zu wichtigen Vorbildern. Strahlten sie doch beide sowohl Lebensfreude als auch unermüdliche Kreativität und Energie aus.

Helen Keller (1888 - 1968) war ein taub-blindes Mädchen, das trotz dieser Behinderung zu einer weltberühmten Autorin wurde. Durch ihre Lehrerin, die ihr unermüdlich Wörter in die Hand buchstabierte, konnte sie doch das Wunder der Sprache erlernen.

---

38 Oliver Sacks: Der Tag, an dem mein Bein fortging. Reinbek 1989.

Margarete Steiff (1847 – 1909) erkrankte als Kleinkind an Kinderlähmung. Trotzdem entwickelte sie sich zu einem fröhlichen Kind und zu einer sehr begabten Schülerin. Sie erlernte den Schneiderberuf und gründete mit ihrem Neffen das Unternehmen, das seit 125 Jahren die beliebten Teddys und Steifftiere produziert.

Alter

Beim jetzigen Älterwerden wurde mir dann nochmals bewusst wie sehr meine Eltern für mich Vorbild sind. Ich denke in großer Hochachtung an sie, sowohl an Leistung, wie sie uns vier Kinder mit ungeheurem Mut und Energie durch Krieg und Nachkriegszeit gebracht haben als auch, wie relativ gut sie bis ins hohe Alter gemeinsam ihr eigenes Leben gestalten konnten. Mein Vater, der bis zuletzt seinen Humor behielt, war weder nörglerisch noch unzufrieden, sondern freute sich jeden Tag am Leben. Meine Mutter hatte es gesundheitlich schwerer. Durch den tragischen Unfalltod ihres Vaters in frühester Kindheit und dann durch den Tod ihres Sohnes wurde sie im Alter zunehmend depressiver, jedoch klagte und forderte sie nie.

Wie ich nicht älter werden möchte:
Eine Tochter besuchte ihre Mutter im Altersheim. Sie hatte einen Blumenstrauß in der Hand. Die Mutter, ich kannte sie, war nicht dement. Sie saß schon im Park im Rollstuhl. Bevor die Tochter irgendetwas sagte, O-Ton der Mutter: „Du bist mal wieder zu spät gekommen, ich

warte schon lange.“ Da wäre ich gleich wieder gegangen. Die Tochter war eindeutig sauer, sagte aber nichts.

Schaue ich mich in meiner unmittelbaren Umgebung um, erlebe ich viele Menschen, die, wie die Berliner sagen, an allem herumnölen, und das tatsächlich über jedes Thema und jeden anderen Menschen. Sie nehmen somit nur das Negative wahr und können sich an nichts mehr erfreuen. Oder sie verschieben grundsätzlich alle Probleme auf das Gegenüber: „Er ist schuld, dass es mir schlecht geht, er kümmert sich nicht um mich.“ Oder: „Sie war aggressiv zu mir.“ Ohne wahrzunehmen, dass man selbst vorher bereits zickig war.
Eine andere Verhaltensweise, die ich mir keinesfalls angewöhnen möchte, die aber aus meiner Sicht in der heutigen Zeit zugenommen hat, ist der schnelle Vorschlag: „Mach es doch so …“ Oder: „Ich kenne einen, dem hat das geholfen …“ Oder: „Sie müssen nur üben, dann wird sich der Arm schon bewegen.“
Das fehlende Zuhörenkönnen und das angeblich erworbene Wissen über fast jedes Thema, verstärkt durch die Medien, hat sicher dazu beigetragen, dass sich jeder als Experte fühlt.

Und wie will ich nun älter werden?
Für mich sind die älteren Menschen beeindruckend und positiv vorbildlich, die noch neugierig sein, sich am täglichen Leben freuen und einen bewusst freundlichen Kontakt aufnehmen können.

Kürzlich saß ich im Park auf einer Bank und kam mit einer freundlichen 95-jährigen Dame ins Gespräch. Bereits nach einigen Minuten sagte sie: „Ich habe zwei wunderbare Söhne, und diese haben für mich diesen herrlichen Park entdeckt und dafür gesorgt, dass ich jetzt täglich hier spazieren gehen darf.“ Dem kann ich nichts hinzufügen.

Was brauche ich heute beim Älterwerden?

* Kontakt zu anderen Menschen, sowohl zu vertrauten als auch zu neuen und zu verschiedenen Generationen,
* Kontakt zur Natur,
* kulturelle Angebote, Kulturcafé,
* mir neue Themen erobern, z. B. durch einen Literaturkreis,
* aber auch lernen loszulassen.

Ich weiß, es gibt für das Älterwerden kein Allheilmittel. Mir persönlich geht es gut, wenn ich mich selbst fordern kann oder von anderen gefordert werde. Das ist mein Mittel gegen Stagnation.
Erst jetzt begreife ich, wie gut ich meine Zukunft geplant habe, ohne tatsächlich zu wissen, wie bald ich diese barrierefreie Wohnung brauchen würde. Denn als ich vor sieben Jahren nach Schönow zog, tat ich das, um meinem Partner näher zu sein. Jetzt bin ich hochzufrieden, dass ich sowohl nur noch eine kleine Wohnung ha-

be als auch eine sonnige, zwar ohne eigenen Garten, aber mit einem wunderschönen Park. Diesen brauche ich dringend, um wieder gehen zu lernen.

Eine rundum gelungene Krankheitsbewältigung habe ich bisher noch nicht erreicht. Das ist sicher auch ein zu hohes Ziel. Denn natürlich kenne ich sowohl Angst vor weiteren schweren Krankheiten, Verlusten und dem eigenen Tod als auch Angst vor Hilflosigkeit und Einsamkeit.

Aber nachdem mich in den letzten Monaten meine Therapeuten darauf ansprachen, dass ich doch für mein Leben immer *kreative Lösungen* gesucht und auch gefunden hätte, wurde mir dieses Thema überhaupt erst bewusst. Bis dahin hatte ich bei Kreativität entweder an bildende Künstler oder Musiker gedacht. Dass aber die Gestaltung des eigenen Lebens auch mit Kreativität zu tun haben könnte, war mir neu. Eine Definition von Kreativität könnte dann sein: Ich kreiere für mich etwas Neues, Originelles, in meinem bisherigen Leben noch nicht Dagewesenes.

Ich suchte und fand nach meinem Schlaganfall neue Lösungen, die meinem jetzigen eingeschränkten Zustand entsprechen.

Statt (die lange ersehnten) Reisen und Fahrten ins Umland zu machen, beschränke ich mich jetzt auf Reiseberichte im Fernsehen.

Statt Berlin-Spaziergänge zu machen, wozu mir immer die Zeit gefehlt hat, um das neue Berlin endlich zu erwandern, konnte ich im Mehrgenerationenhaus, das zufällig schräg gegenüber meiner Wohnung liegt, eine neue Freundin dafür begeistern, (ehrenamtlich) gemeinsam einen Literaturkreis zum Thema Berlin und zu Frauenbiografien anzubieten.

Statt in Konzerte oder Theater zu gehen, was ich mir aufgrund der weiten Wege bzw. der größeren Menschenansammlungen noch nicht wieder zutraue, organisiere ich „mein“ Kulturcafé hier auf dem Gelände. Damit hatte ich bereits vor drei Jahren für Nachbarn und meinen Partner begonnen, da diese nicht mehr in die Stadt fahren konnten. Nun passt es auch für mich, und so habe auch ich Kultur direkt vor meiner Haustür, ohne langen Anfahrtsweg.

Statt Papierbücher und Zeitung zu lesen, die mir als Einhänderin grundsätzlich herunterfallen oder zuklappen, lernte ich erfolgreich mit dem iPad umzugehen. Dadurch brauche ich auch keine Buchhandlung mehr, die sowohl schwer erreichbar als auch grundsätzlich voller Menschen ist. Ich bestelle in Ruhe zu Hause und habe stressfrei innerhalb einer Sekunde das gewünschte E-Book. Genial!

Statt in Kunstausstellungen zu gehen (zu weit und oft noch zu stressig), nahm ich mit Begeisterung das Angebot eines Galeristen an, noch einmal, hier in Berlin, eine Retrospektive der Werke meines verstorbenen Künstler-Bruders zu gestalten, mit gutem Erfolg sowohl durch intensive Begegnungen als auch Verkauf.

Statt wie früher an aktuellen Demonstrationen teilzunehmen, was aufgrund meiner körperlichen Einschrän-

kungen nicht mehr möglich ist, klicke ich im Netz Protestaufrufe an.
Statt mich nur mit gleichaltrigen Menschen zu umgeben, suche ich immer wieder Kontakte zur jüngeren Generation.
Statt nur zu Hause zu sein, singe ich wieder in zwei Chören. Ich traute mir sogar schon wieder die Beteiligung an zwei Konzerten zu. Denn singen macht glücklich, was wirklich stimmt.
Statt zu resignieren, fahre ich (inzwischen wieder alleine mit dem Bus) nochmals zu einer Psychotherapeutin, um mit ihr gemeinsam an meiner neuen Lebensqualität zu arbeiten.
Zufriedenheit erlange ich neben vielen guten Gesprächen sowohl mit Verwandten und Freunden als auch durch mein wieder aufgenommenes intensives Selbstgespräch, mein Schreiben. So sortiere ich meine Gedanken und Gefühle, verbessere damit insgesamt meine Lebensqualität und verstärke mein Selbstbewusstsein.

Dieses Kapitel werde ich sicher noch oft um- und immer wieder neu schreiben müssen. Jeweils dann, wenn es aufgrund des Alters zu weiteren Einschränkungen kommen wird.
Ich weiß heute: Älterwerden ist Arbeit, sicher oft auch Schwerstarbeit und vielleicht die größte Lebenskunst oder das größte Abenteuer, das wir im Leben zu bestehen haben.

Es ist gut, dass wir im Leben nie wissen, was uns erwartet. Wichtig ist aber, bereit zu sein, so lange dies mental möglich ist, und sich auf neue Situationen einstellen zu lernen.

Es ist gut zu wissen, dass es für das Älterwerden kein Allheilmittel gibt. Ich weiß heute, dass nur ich selbst etwas dafür tun kann, dass es einigermaßen zufriedenstellend verläuft. Und viele Themen, Fragen und Wünsche bleiben für mich noch offen:

* Wie gelange ich wieder zu mehr Heiterkeit und Humor?
* Gibt es für mich noch neue Wege, um zu mehr Gelassenheit zu kommen?

Zum Schluss bleibe ich meinem Lebensritual treu, immer wieder Aphorismen zu suchen, die mich im Alltag begleiten können. Ich habe ein passendes als Schlusssatz gefunden.

Jeder, der sich die Fähigkeit erhält, Schönes zu entdecken, wird nie alt werden.

Franz Kafka

Fragebogen zur Selbstreflexion

Wer waren in meinem bisherigen Leben meine Vorbilder oder Idole? Verwandte, Freunde, verstorbene und/oder noch lebende Persönlichkeiten?

Welche Gedichte/Lieder/Geschichten/Aphorismen und/oder Bilder haben mich in den verschiedenen Lebensphasen begleitet?

Meine Vorbilder in der Kindheit?

Meine Vorbilder in der Jugend?

Meine Vorbilder in meiner Berufstätigkeit?

Welche Personen/Theorien haben meine Erziehungshaltung als Mutter/Vater/Erzieher maßgeblich beeinflusst?

Fand ich für meine gesundheitlichen Probleme Vorbilder/ Orientierung?

Wo und mit wem konnte ich mich bei Krankheiten, beim Trauern oder beim Älterwerden identifizieren?

Literatur

Adler, Alfred (1930): Kindererziehung. Frankfurt a. M. 1976

Adler, Alfred (1914): Heilen und Bilden. Ein Buch der Erziehungskunst für Ärzte und Pädagogen. Frankfurt a. M. 1973

Aichhorn, August: Verwahrloste Jugendliche. Die Psychoanalyse in der Fürsorgeerziehung. Zehn Vorträge zur ersten Einführung. Wien 1925

Bettelheim, Bruno: Liebe allein genügt nicht. Die Erziehung emotional gestörter Kinder. Stuttgart 1971

Canacakis, Jorgos: Ich sehe deine Tränen. Trauern, Klagen, Leben können. Stuttgart 1987

Canacakis, Jorgos: Auf der Suche nach den Regenbogentränen. Stuttgart 1989

Dannenberg, Sophie: Das bleiche Herz der Revolution. München 2004

Ditfurth, Jutta: Ulrike Meinhof – Die Biografie. Berlin 2007

Dührssen, Annemarie: Psychogene Erkrankungen bei Kindern und Jugendlichen. Eine Einführung in die allgemeine und spezielle Neurosenlehre. Göttingen 1954

Enzensberger, Hans Magnus: Allerleirauh. Viele schöne Kinderreime. Frankfurt a. M. 1961

Frankl, Victor: Trotzdem Ja zum Leben. Wien 1946

Fröbel, Friedrich (1844): Mutter- und Koselieder. Entworfenes und Gedrucktes zu und aus Friedrich Fröbels Familienbuch. Berlin 1984

Fröbel, Friedrich (1826): Die Menschenerziehung. Stuttgart 1982

Halbe-Bauer, Ulrike: Margarete Steiff – Ich gebe, was ich kann. Gießen 2007

Hoffmann-Kunz, Monika: Zusammenleben im Kindergarten. Dynamische Prozesse zwischen Kindern und Erzieherinnen. Weinheim/München 1992

Hoffmann-Kunz, Monika: Lieben statt verwöhnen. Kindern Zuneigung schenken und Grenzen setzen. Freiburg 1992

Hoffmann-Kunz, Monika und Volkhardt, Volkmar: Koma. Eine Geschichte vom Überleben. Frankfurt a. M. 2002

Hoffmann-Kunz, Monika (Hrsg.): Auf der Suche nach dem aufrechten Gang. Jörg Hoffmann 1936 – 1993. Bildhauer und Maler. Eine Retrospektive. Schwelm 2010

Holst, Adolf: Die Schule im Wald. Oldenburg 1931

Kaléko, Mascha: In meinen Träumen läutet es Sturm. München 1977

Kast, Verena: Trauern. Phasen und Chancen des psychischen Prozesses. Freiburg 1982

Kast, Verena: Was wirklich zählt, ist das gelebte Leben. Die Kraft des Lebensrückblicks. Freiburg 2010

Kast, Verena: Lebenskrisen werden Lebenschancen. Freiburg 2014

Keller, Helen: Die Geschichte meines Lebens. Stuttgart 1905

Kerl-Wienecke, Astrid: Nelly Wolffheim. Leben und Werk. Gießen 2000

Kollwitz, Käthe: Ich sah die Welt mit liebevollen Blicken. Ein Leben in Selbstzeugnissen. Wiesbaden 1979

Kornbichler, Thomas und Peseschkian, Manije: Nossrat Peseschkian. Morgenland – Abendland. Positive Psychotherapie im Dialog der Kulturen. Frankfurt a. M. 2003

Korczak, Janus (1918): Wie man ein Kind lieben soll. Göttingen 2014

Korczak, Janus (1923): König Hänschen., Göttingen 1995

Kramer, Rita: Maria Montessori. Frankfurt a. M. 2004

Lindgren, Astrid: Pippi Langstrumpf. Hamburg 1945

Lindgren, Astrid: Das entschwundene Land der Kindheit. Hamburg 1973

Ludwig, Volker; Heymann, Birger u. a.: Die große Grips-Parade (LP). Berlin 1973

Ludwig, Volker und Heymann, Birger: Das Grips-Liederbuch. Berlin 1999

Makarenko, Anton Semjonowitsch: Der Weg ins Leben. Berlin 1971

Montessori, Maria: Kinder sind anders. Stuttgart 1952

Ortheil, Hanns-Josef: Die Erfindung des Lebens. Frankfurt a. M. 2010

Ortheil, Hanns-Josef: Die Berlinreise. Frankfurt a. M. 2014

Pelzer, Wolfgang: Janusz Korczak. Berlin 1987

Peseschkian, Nossrat: Der Kaufmann und der Papagei. Orientalische Geschichten in der Positiven Psychotherapie. Frankfurt a. M. 1979

Peseschkian, Nossrat: Das Alter ist das einzige Mittel für ein langes Leben. Eine positive Sicht auf die zweite Lebenshälfte. Düsseldorf 2007

Pestalozzi, Johann Heinrich (1801): Wie Gertrud ihre Kinder lehrt. Bad Heilbrunn 1994

Precht, Richard David: Lenin kam nur bis Lüdenscheid. Meine kleine deutsche Revolution. Berlin 2005

Rosenkranz, Jutta: Mascha Kaléko. Biografie. München 2007

Rousseau, Jean-Jacques (1762): Emile oder über die Erziehung. Stuttgart 1998

Rühmkorf, Peter: Über das Volksvermögen. Exkurse in den literarischen Untergrund. Reinbek 1969

Sacks, Oliver: Der Tag, an dem mein Bein fortging. Reinbek 1989

Schmid, Wilhelm: Gelassenheit. Was wir gewinnen, wenn wir älter werden. Berlin 2014

Schöne, Gerhard: Menschenskind (LP). Berlin 1985

Schon, Jenny (Hrsg.): Wo sich Gott und die Welt traf – Westberlin. Zum 50. Jahrestag – 13. August 1961. Zeitzeugen erinnern sich der ersten Jahre nach dem Mauerbau. Vechta-Langförden 2011

Stumpf, Hildegard: Die wichtigsten Pädagogen. Kindle Edition 2012

Tschirner, Nick und Tschirner, Martina: Das Einhänderkochbuch. Das mache ich doch mit links. Berlin 2014

Völker-Kramer, Sabine (Hrsg.): Wie ich zur Teddymutter wurde – Margarete Steiff. Stuttgart 1996

Wolffheim, Nelly: Psychoanalyse und Kindergarten und andere Arbeiten zur Kinderpsychologie. München 1975

Wolffheim, Nelly: Eine Kinderentwicklung in Zusammenhang mit der Familienbeziehung. In: Praxis der Kinderpsychologie und Kinderpsychiatrie. Heft 2/1953

Zulliger, Hans: Heilende Kräfte im kindlichen Spiel. Eschborn 2007